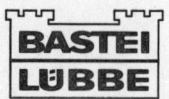

Von Franz Lautenschläger ist bei Bastei-Lübbe
außerdem erschienen:
Band 66197 Das zweite Leben ab 40

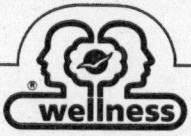

Franz Lautenschläger

Die Seele ist der beste Arzt

Heilen mit der Biochemie der Gefühle

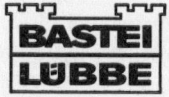

BASTEI-LÜBBE TASCHENBUCH
Band 66213

Originalausgabe
©1991 by Gustav Lübbe Verlag GmbH,
Bergisch Gladbach
Printed in Germany, Oktober 1991
Umschlaggestaltung: Gisela Kullowatz
Titelfoto: Franz Lautenschläger
Satz: Kremerdruck GmbH, Lindlar
Druck und Bindung: Ebner Ulm
ISBN 3-404-66213-X

Der Preis dieses Bandes versteht sich einschließlich
der gesetzlichen Mehrwertsteuer

Inhalt

Dieses Buch widme ich jenen
Schulmedizinern, die auch für
das Metaphysische offen sind, und jenen
Heilpraktikern, die ihren Patienten
zum Schulmediziner schicken,
wenn es besser für ihn ist.

Ein paar Zeilen in eigener Sache

Eine Journalistin hat mir einmal vorgeworfen, daß in meinem Buch »Gesund durch die giftigen Jahre« nichts über den Autor steht. Das habe ich mir für dieses Buch zu Herzen genommen.

Daß ich mein Leben von Grund auf veränderte, haben Nierenkoliken bewirkt. Das Schicksal forderte mich auf, umzudenken oder abzudanken. Ich hab' mich fürs Umdenken entschieden und bin so im Laufe von drei Jahren ein neuer Mensch geworden: Gesünder, mental-stark und seelisch ausgeglichen – trotz allem. Ich mußte lernen loszulassen, und auf meinen heißgeliebten mörderischen Beruf der Unternehmensberatung verzichten. Ich mußte lernen zu halten, und einen neuen Berufsweg gehen, der am Anfang so steinig wie ein Feldweg war: Ich wurde Lebensberater und Buchautor. Ich machte die Erfahrung, daß man als freier Geist viel effizienter studieren kann, wenn man nur den Mut dazu hat, sich über die Normen des akademischen Weges hinwegzusetzen. Und – ich mußte entdecken, daß die Wahrheit vor allem von innen kommt und selten aus der Kopflastigkeit von sogenannten Wissenschaftlern. Ich lernte aber auch, daß man jeden Tag dazu bereit sein muß, gegen eigene Vorurteile anzukämpfen, und begann, mich über Menschen zu freuen, die die Ausnahme der Regel darstellen. Mein Studium der Psychologie und Ernährungswissenschaft absolvierte ich in der besten Universität, die es auf dieser Welt gibt: In der Schule des Lebens. Ich heilte meine eigene Stoffwechselkrankheit durch meine »Wellness-Diät«, und lernte aus der schieren Not heraus, wie man mit mentaler Stärke den Schmerz besiegt.

Und – ich wurde darin unterrichtet, daß niemand in diesem Leben in ein schwarzes Loch fällt, wenn er mit seiner ganzen Seele dem Licht verbunden bleibt. Und ich lernte vor allem, daß man die Menschen lieben muß, um sie verstehen zu können.

Placebo ist out. Der mentale Schlüssel zur Heilung heißt PNI

Der Begriff Placebo konnte sich nur deshalb so lange halten, weil man – in den USA – erst in den letzten Jahren die PNI-Forschung aufgenommen hat. PNI steht für Psycho-Neuro-Immunologie und hat nach der wissenschaftlichen Arbeit von Ärzten wie Dr. Carl Simonton den Beweis erbracht, daß Placebo im abwertenden Sinne von Einbildung nicht existiert hat. Es gab nie die Selbsttäuschung einer Wirkung, sondern es gab immer die Wirkung durch biochemische Abläufe, die aufgrund mentaler und seelischer Auslöser in Gang gebracht wurden. Jetzt liegen genügend wissenschaftliche Erfahrungsberichte vor, daß viele Krankheiten schneller geheilt werden könnten, wenn die Menschen ein PNI-Training machen würden.

Eine Anleitung, wie man durch gezieltes »positives Denken« innere Abläufe in Schwung bringt, die – biochemisch erklärt – phantastisch klingen, aber bei jedem Menschen funktionieren können. Die Kraft von Glauben und Hoffnung kann mehr erreichen als jede aufwendige schulmedizinische Therapie. Und diese wiederum kann überhaupt nur funktionieren, wenn der Patient eine positive Einstellung dazu hat. Wenn Furcht und Zweifel den Patienten besetzt haben, hat beispielsweise ein Krebskranker kaum eine

Chance, jemals wieder gesund zu werden – ganz im Gegenteil: Er wird immer tiefer in die kalte »Folter-Dynamik« schulmedizinischer Errungenschaften eingespannt, bis ihn auch diese eines Tages losläßt und als unheilbar nach Hause schickt. Je brachialer die »Heilungsbemühungen« werden, desto mehr entfernt sich der »Heiler« von der Chance, seinem Patienten dauerhaft helfen zu können. Denn je drastischer die medizin-technischen Maßnahmen werden, desto mehr wird die Seele des Kranken verletzt. Es etabliert sich eine Dynamik, die genau das Gegenteil von PNI ist. Die inneren »biochemischen Sensoren« registrieren diese Gewaltmaßnahmen nicht als Auslöser für Hoffnung, sondern als tiefes Mißtrauen gegen die Selbstheilungskräfte des Menschen. Die Maschine, die Operation, die Bestrahlung hat den »inneren Arzt« und alle damit in Verbindung stehenden Kräfte entmündigt. Warum ist denn Homöopathie bei richtiger Anwendung so erfolgreich? Weil nur ein Heilungsimpuls gegeben wird – ein Anstoß zur Selbsthilfe. Dieser Anstoß zur Selbsthilfe kann aus den verschiedensten Richtungen kommen. Eines jedoch ist spätestens seit dem Siegeszug von PNI in Amerika nicht mehr zu leugnen: Alle sanften physiologischen Therapien können nur funktionieren, wenn ein PNI-Training begleitend dazu eingesetzt wird. Das heißt, was tun, wozu ein ganz normaler Arzt keine Zeit hat: Sich mit der Psyche des Menschen zu beschäftigen, seine meistens sehr offenliegenden seelischen Belastungsknoten ausfindig zu machen und dann ein Motivationsprogramm aufzubauen. Wenn Ärzte sich mehr mit den seelischen Ursachen von Krankheiten beschäftigen würden statt mit den chemischen Keulen der Pharma-Industrie, könnte die Bilanz der Heilungserfolge vor allem im Bereich der Stoffwechselkrankheiten ganz anders aussehen. Mit Hilfe von PNI könnte das in Zukunft machbar sein, weil jetzt auch der Beweishunger der wissenschaftsgläubigen Schulmediziner befriedigt werden kann. Das, was man ja schon immer gefühlt und geahnt hat, wird bereits in den Vereinigten Staaten erfolgreich als Therapie-Programm durchgeführt. In Forth Worth, in Texas, bringt man Krebskranken das »Imagining« bei. Die Patienten lernen, sich vorzustellen, wie das Immunsystem seinen Kampf gegen die Krebszellen führt. Einige Patienten stellten sich Ritter auf weißen Pferden vor, andere sahen Engel mit flammenden Schwertern. In einer ausreichenden Anzahl von Fällen waren die Ergebnisse dramatisch: Tumore schrumpften, Symptome verschwanden, und vor allem der psychische Zustand der Patienten besserte sich erheblich. Wie diese geistigen Vorstellungen das Immunsystem stärken, hat man über die »Peptide-Forschung« herausgefunden. Diese wissenschaftlichen Zusammenhänge erkläre ich in einem späteren Kapitel.

Sicher werden Sie jetzt die Frage aufwerfen, wie man an ein PNI-Training herankommt. In Deutschland wird es schwer sein, schon einen PNI-Therapeuten zu finden, der gleichzeitig Arzt ist. Damit Sie aber trotzdem diese neuen Möglichkeiten für Ihre Genesung nutzen können, habe ich dieses Buch als PNI-Selbsthilfe-Training angelegt. Sie können damit bei Krankheiten wie chronischer Gastritis ebenso beschleunigende Wirkung erzielen wie bei Krebs. Ein solches Selbsthilfeprogramm erfordert natürlich mehr Eigeninitiative, Glaubenskraft und Disziplin als eine Therapie, die von einem Fachmann durchgeführt wird. Ich selbst habe meine Stoffwechselkrankheit auf diese Weise geheilt, obwohl die Ausgangssituation sehr schwierig war. Damals wußte ich noch nichts von der PNI-Wissenschaft, aber meine gut ausgeprägte Intuition hat mich auch ohne äußere Information auf diesen Weg geführt.

Daß dieser Weg mein Glück war, müssen auch jene Heiler anerkennen, die damals ratlos waren.

Trotzdem möchte ich Ihnen ans Herz legen, unbedingt mit Ihrem Arzt eine Vertrauensbasis aufzubauen. Das PNI-Training ist die geistig-seelische Unterstützung für die Heilungsbemühungen Ihres Arztes. Da gibt es keine Konkurrenz, sondern nur gegenseitige Ergänzung. Nutzen Sie das PNI-Training auch, wenn Sie Schnupfen haben: Es funktioniert.

Hilf dir selbst, dann hilft dir Gott

Was würden Sie tun, wenn Sie mit einem Ruderboot auf einem See dahintreiben und plötzlich kommt ein gewaltiger Sturm auf. Das Ufer ist meilenweit entfernt. Was würden Sie unternehmen? Ich würde beten und rudern.

Und genau darum geht es in diesem Buch. Sie sind krank, immer öfter verzweifelt und haben schon lange das Gefühl, in einem schwarzen Loch zu stecken. Andere haben für Sie die Führung übernommen. Sie haben das Steuer Ihres Schicksals mehr oder weniger freiwillig aus der Hand gegeben.

Aus diesem Grund haben Sie ein erdrückendes Gefühl der Hilflosigkeit, der Schwäche, Ungewißheit und Entmündigung. Ein guter Arzt will gar nicht, daß Sie sich so selbst aufgeben. Denn er weiß, wenn er klug ist, daß er Ihnen nur den Weg zeigen kann, wieder gesund zu werden. Gesundwerden müssen Sie selbst – von innen heraus. Und zwar sowohl mit der Kraft der Seele, der Kraft des Geistes und den Selbstheilungskräften des Körpers.

Wie kann so etwas in der Praxis aussehen? Schließlich ist doch der Arzt der Fachmann und nicht Sie.

Der Arzt hat ein medizinisches Universal-Wissen. Sie haben von Medizin keine Ahnung, aber trotzdem sollten Sie zur Selbsthilfe greifen, indem Sie die Zusammenhänge Ihrer Krankheit kennenlernen. Denn das ist ja schon eine Art Therapie, weil Sie Ihre Krankheit annehmen und sie nicht verdrängen, wie viele Menschen dies tun. Je mehr Sie durch Lesen und Gespräche über Ihre Krankheit erfahren, desto mehr erfahren Sie auch über den Ursprung Ihres Leidens. Sie betreiben automatisch auch noch Ursachenforschung, wozu ein überlasteter Arzt unserer Zeit kaum mehr imstande ist. Schließlich wollen Sie nicht nur die Symptome Ihrer Krankheit beseitigt wissen, sondern auch die Ursache. Jeder aufgeschlossene Arzt wird froh darüber sein, wenn er bei seinen Therapiegesprächen einen »echten Gesprächspartner« hat und nicht ein verängstigtes Schaf, das nur mit dem Kopf nickt. Es gibt so viele Therapie- und Operationsmöglichkeiten und Techniken. Jede hat ihre Vor- und Nachteile, und bei jedem Menschen sind die Auswirkungen verschieden. Der Arzt ist also immer auf Ihre Mitarbeit angewiesen, um beurteilen zu können, was gut und richtig für Sie ist. Das kann er aber nur, wenn Sie den Mut aufbringen, sich selbst richtig kennenzulernen und lernen, nach innen zu schauen, die Krankheit zu begreifen und sich selbst zu beobachten. Niemand kann Sie heilen, wenn Sie den Prozeß mit Ihrer Seele nicht schon eingeleitet haben. Leider genügt es aber nicht, von innen heraus gesund werden zu wollen. Dazu müssen auch noch gewisse seelische und geistige Hilfen eingesetzt werden, damit die lange Durststrecke oder die jähe Extrembelastung mancher Krankheit gemeistert werden kann.

Am Beispiel meiner Mutter mußte ich auf schmerzhafte Weise verstehen lernen, daß jeder Mensch in sich das höhere Wissen um seine Lebensuhr hat. Wenn er spürt, daß seine Zeit abgelaufen ist, wird er seine Seelenkräfte nicht mehr dafür einsetzen, um wieder gesund zu werden, sondern um leichter sterben zu können.

Und wenn da die Apparate-Medizin Leben um jeden Preis verlängert, handelt sie gegen das Prinzip der Menschlichkeit. Zum Glück wurde meine Mutter auf ihrem letzten Weg nur von solchen Ärzten begleitet, die Ihren Beruf auch mit dem Herz ausüben. Und das waren erstaunlicherweise die oft so gescholtenen Schulmediziner.

Dieses Buch wird Ihnen helfen, gesund zu werden, weil Sie lernen, sich selbst zu helfen

Daß Sie sich für das Festhalten am Leben entschieden haben, ist offensichtlich. Sie würden sonst kein Interesse an diesem Buch haben. Um Ihnen plausibel zu machen wie wichtig das ist, möchte ich Ihnen etwas davon erzählen, was ich mit meiner Mutter erlebt habe. Als mir der Chefarzt einer Münchner Klinik mitteilte, daß meine Mutter Bauchspeicheldrüsen-Krebs habe, war dies zwar ein Schock für mich, aber noch lange keine verlorene Schlacht. Ich wußte ja um die Möglichkeiten der Selbstheilungsmotivation. Und ich war von Anfang an sicher, bei meiner eigenen Mutter Erfolg damit zu haben. Ich ging jeden Tag ins Krankenhaus, um langsam die Therapie zur Stärkung der Selbstheilungskräfte einzuleiten. Parallel dazu bereitete ich mit einer Naturheilmedizinerin alles vor, um die Immunabwehr auf physiologische

Weise zu stärken. Alles war bestens vorbereitet. Schon beim täglichen Betreten des Krankenhauses wurde mir immer wieder aufs neue bewußt, warum bei uns die Krankenhäuser nicht Gesundhäuser heißen. Diese klinisch kalte Atmosphäre springt einen an wie ein Raubtier, dessen Prankenhiebe bis in die Seele treffen. Hier gibt es nichts zum Wohlfühlen, aber viel zum Fürchten. Es ist nicht allein die glatte Atmosphäre, an der sich Hoffnung so schwer festhalten kann. Nein – es sind vor allem die Schwingungen von Hoffnungslosigkeit, Niedergeschlagenheit und Verzweiflung. Das ganze System ist falsch. Da werden physisch »Leicht-Kranke« mit den Schwingungen physisch »Schwer-Kranker« belastet, und automatisch in eine negative Dynamik hinabgezogen. Meine Mutter gehörte leider zu den Schwerstkranken, aber sie war ein ausgesprochen starker Mensch. Ein Mensch mit einem eisernen Willen. Leider verwendete sie diesen starken Willen nicht mehr dafür, um gesund werden zu wollen. Sie wollte loslassen. So sehr ich mich auch bemühte, ihr mit ganz leichten Schritten ein seelisches Dynamisierungsprogramm zu vermitteln, es war vergebens. Sie wollte keine meiner Spezialbänder mit heilenden Alpha-Wellen hören. Sie wollte nichts lesen, und so wenig wie möglich reden. Sie wollte nur nachdenken und dann wieder schlafen.

Ich will Ihnen ersparen, hier mit den vielen traurigen und schmerzhaften Beobachtungen konfrontiert zu werden, die jeder macht, wenn er den Leidensweg eines sehr nahestehenden Menschen teilt. Aber darum geht es jetzt nicht, sondern es geht um die Tatsache, daß ich über die Zeit meiner Bemühungen akzeptieren lernen mußte, daß meine Mutter sich wünschte zu sterben. Sie wollte loslassen vom Leben, weil sie die Signale ihrer inneren Uhr zu verstehen wußte. Sie wußte, daß sich ihr Leben erfüllt hatte, sagte es mir aber nicht, weil sie wohl Angst hatte, daß ich mit dieser Endgültigkeit nicht fertig werden würde. Irgendwann einmal, als sie wieder zu Hause war, habe ich diese Zusammenhänge begriffen. Ich fügte manche Bemerkungen und Reaktion wie Mosaiksteinchen zusammen und erkannte, daß meine Mutter ihre Seelenenergie brauchte, um sich auf einen würdevollen Tod vorzubereiten.

Daraufhin faßte ich den Mut und führte mit ihr Gespräche über das Sterben und nicht mehr über das Leben. Sie wirkte dabei entspannter denn je, und ich spürte von mal zu mal, wie weit sie in ihrer geistigen Entwicklung mit dem Loslassen schon war. Es war das Ergebnis des konsequenten Abschiednehmens von ihrem Leben. Sie hatte daran zu arbeiten begonnen, kurz nach ihrer Operation. Das, was ich noch für sie tun konnte, habe ich getan. Ich habe meiner Mutter ein humanes Sterben ermöglicht, indem ich verhinderte, daß sie ihre letzten Tage in einem anonymen Pflegeheim verbringen mußte. Mit Hilfe meiner Verwandten haben wir einen »privaten Pflegedienst« aufgebaut und meine Mutter in ihrer eigenen Wohnung rund um die Uhr betreut. Es ist das schönste Geschenk, das man einem Menschen machen kann, der ein Leben lang nur gegeben hat.

Aus esoterischer Sicht gesehen ist das Akzeptieren des Sterbewillens ein Akt der Selbstlosigkeit, weil er ja den Verzicht fordert. Nicht der, der geht leidet, sondern die Zurückbleibenden. Aber wer jemanden im

Leiden festhält, ist auf grausame Weise egoistisch, weil er nicht begreift, daß sich jedes Leben auf dieser Erde zu einem bestimmten Zeitpunkt erfüllt hat. Das habe ich durch den Tod meiner Mutter lernen müssen, obwohl ich durch viele Beispiele und Erfahrungen erleben durfte, daß schwerkranke Menschen wieder gesund wurden, weil sie aus tiefer Seele heraus es wieder wollten.

Ich selbst habe vor vier Jahren diese Erfahrung mit meinem Körper gemacht. Aus diesem Grund möchte ich Sie darin bestärken, jetzt für sich selbst die Frage zu klären, ob Sie loslassen möchten oder am Leben festhalten. Wenn Sie das zweite bejahen können, dann beginnen wir bereits mit dem ersten Schritt der Selbsthilfe.

Die drei wichtigsten Gründe, warum Sie gesund werden möchten:

1 _____

_____

2 _____

_____

3 _____

_____

Bitte schreiben Sie diese Gründe in dieses Buch.

_____

*Wer eine regenerationsfähige
Seele hat, hat auch einen
regenerationsfähigen Körper.*

_____

1. Schritt zum Gesundwerden

Glauben Sie an Ihre Seele

Virchow, einer der Väter der Schulmedizin, hat 1903 einen Menschen geöffnet und keine Seele gefunden. Unter dieser eindimensionalen Wissenschaftlichkeit leidet die Schulmedizin heute noch. Kein Wunder, daß Krankenhäuser so seelenlos aussehen, daß manche Ärzte ihre Patienten wie Nummern behandeln und daß so viele Krankheiten verschlimm-bessert werden statt geheilt. Trotzdem muß man fairerweise sagen, daß nicht nur junge Ärzte immer mehr Mut zum Umdenken haben.

Aber damit sollen Sie sich jetzt nicht belasten, weil Sie im Moment die Hauptperson sind: Ein Mensch, der eine gesunde Seele hat, aber einen kranken Körper.

Möglicherweise hat Ihre Seele Ihnen diese Krankheit verordnet, um Ihnen ein Zeichen zu geben, daß Sie in Ihrem Leben manches falsch machen. Das, was Sie krank gemacht hat, kann Sie auch wieder gesund machen. Die Kraft der Seele kann zerstören, und sie kann heilen. Je nachdem, in welcher Lebenssituation Sie sich befinden. Und – wie Sie mit Ihrer Seele umgehen. Bestimmt hatten Sie in Ihrem Leben mal Liebeskummer. Was hat Ihnen da weh getan? Es war der ganze Körper, aber doch kein bestimmtes Organ. Es war die Seele, die in jeder Zelle Ihres Organismus vorhanden ist.

Die Seele gibt jeder Zelle genügend Schwingungsenergie, so daß Sie bis in die kleinste Faser ihres Körpers ausreichende Vitalenergie haben. Wie Sie sicher schon gehört haben, nennen die Inder diese Vitalenergie Prana.

Schon im Jahre 1936 stellte der Franzose Lakhovsky die Theorie auf, daß Krankheit nur durch eine gestörte Zellschwingung entstehen kann. Ausgenommen sind natürlich Traumata und Frakturen, also alles, was mit Unfallverletzungen zu tun hat. Lakhovsky behauptete schon damals, was heute wissenschaftlich nicht mehr angezweifelt wird – nämlich, daß jede Materie in einer ganz gewissen Frequenz schwingt, so auch Zellen, Bakterien, Viren und andere Krankheitserreger. Wird nun durch die verschiedenen Beanspruchungen mehr Energie verbraucht als vorhanden, sinkt die Frequenz der Zellschwingung ab. Erst wenn die eigene Frequenz mit der der Bakterien zusammenfällt, hat der Krankheitserreger eine Möglichkeit sich zu vermehren. Und je mehr sich die Krankheitserreger vermehren, desto mehr Energie braucht wiederum der Mensch.

Aus diesen Betrachtungen heraus scheint die Vermutung schlüssig, daß die Seele des Menschen ein Kraftwerk ist, das Energie abgibt und Energie aufbaut. Aufgrund von Fremd- und Selbstbeobachtung bin ich zu der festen Überzeugung gelangt, daß es ganz bestimmte Gesetzmäßigkeiten dafür gibt, wie man –

meist unfreiwillig – Seelenenergie verliert oder ganz bewußt zum Erreichen eines Zieles einsetzen kann. Ganz egal, ob man im Beruf Erfolg haben, einen Partner für sich gewinnen oder gesund werden möchte. Ohne Seelenenergie kann keines der besagten Ziele erreicht werden. Denn immer brauchen wir Ausdauer, Hoffnung, Selbstvertrauen und Imagination. All diese Fähigkeiten beziehen wir nicht aus irgendeinem Organ und auch nicht aus dem Gehirn. Wir beziehen diese metaphysischen Fähigkeiten aus der Kraft unserer Seele. Von Mental-Power zu sprechen wäre falsch, weil damit das Denken und die Willenskraft gemeint ist. Auch letztere bezieht Energie aus der Seele. Warum versagen denn so oft vermeintlich starke Menschen, wenn es beispielsweise um die Suchtbewältigung geht? In diesem Zusammenhang fällt mir die Geschichte von einer Frau ein, die eine der erfolgreichsten Fotomodelle Deutschlands war. Ich habe sie bei einer Pressekonferenz kennengelernt, als ich eines meiner Bücher der Öffentlichkeit präsentierte. Sie interessierte sich für meine Aufklärungsarbeit, und wollte von mir wissen, wie man mit dem Rauchen aufhören kann. Sie wußte, daß sie – in der Mitte des Lebens – sehr schnell ihre Regenerationsfähigkeit verlieren würde, wenn sie ihre Zellen mit Nikotin permanent übersäuert. Im Laufe einiger Gespräche ließ mich diese interessante Frau die entscheidenden Abläufe ihres Lebens kennenlernen. Ohne zu werten, mußte ich zu der Feststellung kommen, daß ich es mit einem Menschen zu tun hatte, der sein Leben lang nach dem Ego-Prinzip gelebt hatte, und nie etwas für die Aufladung seiner Seele getan hat. Diese Frau wußte nicht, daß man sich letztendlich selbst ausbeutet, wenn man andere Menschen ausbeutet. Denn nur aus dem Geben heraus kann die feinstoffliche Energie der Seele metamorphorische Dynamik entwickeln.

Jetzt war das Ex-Fotomodell an einem Wendepunkt ihres Lebens angelangt. Obwohl sie immer noch sehr attraktiv aussah, verfügte sie mit siebenundvierzig Jahren nicht mehr über die magische Wirkung, die sie noch mit fünfunddreißig hatte. Die Geschenke des Lebens blieben immer mehr aus, und mancher Herzenswunsch konnte nicht einmal mehr mit außerordentlichem Kraftaufwand erfüllt werden. Die Erkenntnis, daß die goldenen Jahre im Verblassen sind und das Leben plötzlich kalt wie Metall sein kann, überrollte sie. Wer sich da nicht von innen selbst wärmen kann, wird sich an jene Hilfen klammern, die sich als »gefährliche Freunde« erweisen: Nikotin, Alkohol und Co.

Jede Suchtentwöhnung braucht außerordentlich viel Seelenenergie. Wenn nun jemand wie dieses Fotomodell schon durch die ganz normale Alltagsbewältigung belastet ist und an den Reserven zehrt, muß jegliche Therapie versagen. Aus diesem Grund wäre eine Lebensberatung über Monate der richtige Weg gewesen. Die Frau ging ins Ausland, und mir blieb nur noch, ihr alles Gute zu wünschen und die Hoffnung hinterherzuschicken, daß sie an einen Lebensberater gerät, der ihr hilft, Seelenpotential aufzubauen.

So wirkt Seelenenergie auf Geist und Körper

1. Durch Seelenenergie bekommen wir die Kraft zur Imagination. Das heißt: Mit dem Geist ein Gebilde schaffen und es in Materie umsetzen – eine der schwersten Aufgaben des menschlichen Daseins.
2. Mit Seelenenergie werden Depressionen und Mutlosigkeit aufgelöst.
3. Mit Seelenenergie ist man in der Lage, Krisen zu akzeptieren und zum Besseren zu wenden.
4. Mit Seelenenergie können selbst schwere Krankheiten geheilt werden. Amerikanische Forscher haben diesem Vorgang einen Namen gegeben: Psycho-Neuro-Immunologie (PNI). Es ist die Lehre von den Wirkungen der positiven Emotionen auf das Immunsystem. (Darauf gehe ich noch detailliert in einem der nächsten Schritte ein.)
5. Mit Seelenenergie können Manager ihre gewaltigen Streßbelastungen ausgleichen.
6. Durch Seelenenergie wird der Mensch fähig, zu lieben und Ideale zu haben.

Zusammenfassend stelle ich jetzt für Sie dar, wann Seelenenergie fließt und wann sie blockiert ist:

Seelenenergie fließt und regeneriert:

wenn Sie lieben,
wenn Sie sich von ganzem Herzen freuen,
wenn Sie idealistische Gefühle haben,
wenn Sie verzeihen können – sich und anderen,
wenn Sie ein Erfolgserlebnis haben,
wenn Sie Kunst, Kultur oder Natur genießen.

Seelenenergie ist blockiert:

wenn Sie Aggressionen haben,
wenn Sie mutlos sind,
wenn Sie sich überfordert fühlen,
wenn Sie nicht verzeihen können,
wenn Sie neidisch sind,
wenn Sie an nichts glauben,
wenn ein Zyklus nicht abgeschlossen ist.

Es gibt keinen Grund sich zu fürchten,
aber viele Gründe, sich zu freuen.

---

2. Schritt zum Gesundwerden

Erfahren Sie, wie immunstark Sie sein könnten

Immunsystem – was ist das eigentlich? Die wesentlichen Zusammenhänge sind auf einfache Weise zu erklären. Lernen Sie zunächst Ihre vier wichtigsten Freunde kennen: Die Thymusdrüse, die Lymphozyten, die Antikörper, die Makrophagen.
Nehmen wir einmal an, Sie sind von Grippeviren überfallen worden. Diese versuchen nun in Ihre Zellen einzudringen und deren Funktion zu blockieren oder zu zerstören. Würden jetzt nicht Ihre vier Freunde einschreiten, käme es zu einer lebensbedrohenden Erkrankung. Als erstes marschieren die Lymphozyten auf, die die entscheidenden Fußtruppen in der Immunschlacht sind. Lymphozyten treten in Zahlen auf, die sich kein Mensch vorstellen kann. Ihr Körper enthält ungefähr eine Billion davon. In jedem Blutstropfen stecken etwa 3000 Lymphozyten. Ein Teil dieser Heerscharen von Lymphozyten passiert nun die Thymusdrüse, um durch ein spezielles Hormon zu aggressiven Kämpferzellen (T-Zellen) verwandelt zu werden. Diese Kämpfer sind sogar in der Lage, zwischen Freund und Feind zu unterscheiden. Gesunde Körperzellen werden nicht angegriffen.

Aber sobald eine Immunzelle auf einen Eindringling trifft, dringt sie in diesen ein, wie ein Schlüssel in ein Schlüsselloch, hält ihn fest und gibt Alarm. Einige dieser Zellen, die natürlichen Killerzellen (NK), greifen die vom Virus angesteckten Zellen an und ersticken sie gewissermaßen. Sie setzen tödliche Chemikalien frei, die diese Zellen platzen lassen.

Jetzt ist eine regelrechte Immunschlacht im Gange. Sie spüren es an Muskeln und Gelenken und an den geschwollenen Drüsen. Damit nicht genug – das Immunsystem setzt seine zweite Waffe ein: die Antikörper. Antikörper zielen wie ferngesteuerte Raketen auf den Eindringling. Sie peilen das Virus an, umgeben es und halten es mit aller Kraft fest. Sicherheitshalber kommen nun auch noch die letzten Kämpfer in der Immunschlacht an die Front: Die Makrophagen, eine andere Art von weißen Blutzellen. Ihr Name bedeutet »große Esser« – und das sind sie auch. Wann immer sie etwas sehen, das mit Antikörpern bedeckt ist – also einen Eindringling – kommen sie und essen es auf.

Bei so viel Immunverteidigern hat das Virus keine Chance. T-Zellen – Antikörper – Makrophagen – und alle möglichen Blutchemikalien, die das Immunsystem rekrutiert, setzen ihm arg zu. Bei diesem Tumult in Ihrem Innern ist es kein Wunder, daß Sie sich beispielsweise bei Grippe müde fühlen.

Die Immunkämpfe toben, solange wir leben.

Es ist falsch zu glauben, daß unser Körper nur hin und wieder von Krankheit bedroht wird. In jeder Sekunde unseres Lebens führt unser Immunsystem Krieg gegen die vielen Millionen Mikroorganismen, die sich ständig in unserem Körper einschleichen.

Manchmal kommt die Bedrohung sogar von innen – durch die Veränderung unserer Zellen (ein Krebs-Vorstadium).

Dr. Lewis Thomas, der ehemalige Direktor des Memorial Sloan-Kettering-Krebszentrums in New York, war bahnbrechend an der Erkenntnis dieser Immunforschung beteiligt. Er lieferte den Beweis, daß das Immunsystem Zellen, die mutiert sind, ausmachen und zerstören kann. Vorausgesetzt, daß das Immunsystem in keiner Weise geschwächt ist.

Seelische Probleme sind entscheidende Gründe für ein geschwächtes Immunsystem.

Angst, Hoffnungslosigkeit, das Gefühl von Sinnlosigkeit sind die drei finsteren Gesellen, die dem Immunsystem am meisten zu schaffen machen. Warum das so ist, erfahren Sie ausführlich im nächsten Kapitel, in dem ich Sie über eine ganz neue Wissenschaft informiere, die Psycho-Neuro-Immunologie. Natürlich kommt Sie aus Amerika, wo man längst begriffen hat, daß sich die Medizin nur dann weiterentwickeln kann, wenn man nicht nur nach den physikalischen Ursachen einer Krankheit sucht. In diesem Zusammenhang möchte ich ein Interview mit dem in Amerika hochangesehenen Krebsspezialisten Dr. C.O. Simonton ansprechen.

Frage: Dr. Simonton, was ist der Grund für die steigende Zahl der Krebserkrankungen in den letzten Jahrzehnten?

Carl Simonton: Ich weiß es nicht. Ich weiß, daß bestimmte Karzinogene Krebs erzeugen können, glaube aber nicht, daß die wachsende Umweltverschmutzung für die steigende Krebsrate verantwortlich ist. Die derzeitige Schadstoffmenge in Luft und Wasser ist sicher sehr bedenklich, aber nicht hoch genug, um den dramatischen Anstieg der Krebszahlen zu erklären. Andererseits gibt es viele soziale und psychologische Faktoren, die mit der Entstehung von Krebs zusammenhängen. Der stärkste dieser Faktoren ist die Hoffnungslosigkeit. Offensichtlich können Überbevölkerung und Umweltverschmutzung eine tiefe Hoffnungslosigkeit erzeugen und auf diese Weise indirekt die Krebsentstehung fördern.

Frage: Tragen die soziale Situation des Menschen in der Industriegesellschaft und seine spirituelle Leere zum Anstieg der Krebszahlen bei?

Carl Simonton: Ganz sicher. Die verstärkte Konzentration auf die Technologie hat uns weiter und weiter von unserer wahren Natur und von der Harmonie mit dem Planeten Erde entfernt. Diese Faktoren beeinflussen die Qualität unseres Lebens, unsere familiären Beziehungen und unsere Gesundheit in starkem Maße.

Frage: Wie sehen die Selbsthilfetechniken aus, die Sie dem Patienten anbieten?

Carl Simonton: Zuerst kommt es darauf an, ungesunde Einstellungen zu erkennen und durch gesunde zu ersetzen. Dabei arbeite ich am liebsten mit einem verhaltens-therapeutischen Schema. Die fünf Grundfragen für den relativen Wert einer Überzeugung für die Gesundheit sind:

1. Ist diese Überzeugung nach meinem besten Wissen auf Tatsachen begründet?
2. Schützt sie mein Leben und meine Gesundheit?
3. Hilft sie mir, meine kurzfristigen und langfristigen Ziele zu erreichen.
4. Hilft sie mir, die Konflikte zu vermeiden, die mich am meisten belasten?
5. Hilft sie mir, mich so zu fühlen, wie ich will?

Damit eine Überzeugung als gesund eingestuft werden kann, muß Sie mindestens dreien dieser Kriterien entsprechen. Die meisten ungesunden Überzeugungen erfüllen allenfalls eines davon. An dieser Stelle der ungesunden Überzeugungen müssen gesunde Alternativen treten. In bezug auf die Krebserkrankung würde sie zum Beispiel lauten: Mein Körper ist stark und hat alle Hilfsmittel, den Krebs eigenständig zu entfernen. Der Arzt und die von ihm vorgeschlagene Therapie werden mir als Freund und Verbündeter gegen den Krebs helfen. Eine Krebszelle ist eine schwache, deformierte Zelle, die leicht von den Abwehrkräften des Körpers beseitigt werden kann.

Frage: Sind Sie tatsächlich dieser Meinung?

Carl Simonton: Selbstverständlich. Die Zellbiologie hat klar gezeigt, daß Krebszellen im Grunde schwach und empfindlich sind. Wenn man zum Beispiel im Labor Krebszellen und weiße Blutkörperchen zusammengibt, werden immer die Krebszellen angegriffen und zerstört, niemals die Leukozyten. Die Heilung geschieht letztendlich durch die körpereigenen Heilkräfte. Zum Beispiel ist es technisch unmöglich, durch Bestrahlung alle Tumorzellen auch nur bei einem kleinen Tumor zu töten. Die Medizin liefert nur einen kleinen Beitrag zur Heilung.

Frage: Könnte man dann nicht ganz auf diesen Beitrag verzichten, da ja die modernen Krebsbehandlungsmethoden sehr nebenwirkungsreich sind?

Carl Simonton: Ich persönlich bin der Überzeugung, daß wir die besten medizinischen Techniken, über die unsere Kultur verfügt, nutzen sollten, ebenso aber auch die besten mentalen, emotionalen und spirituellen Therapien. Und zwar alle gleichzeitig. Viele medizinische Verfahren sind an sich in Ordnung, werden aber durch die Philosophie ihrer Anwendung entwertet. Solche Probleme entstehen, wenn der Arzt meint, er müsse mehr behandeln, wenn die Therapie nicht so läuft, wie er es sich wünscht. Im übrigen müssen die gängigen Krebstherapien keineswegs immer von starken Nebenwirkungen begleitet sein. Ein Beispiel dafür ist der erste Patient, den ich mit psychologischen Methoden behandelte. Es war 1971. Der Mann war zweiundsechzig Jahre alt und litt unter fortgeschrittenem Kehlkopfkrebs. Er konnte kaum noch essen, nicht mal seinen Speichel schlucken. Er galt als hoffnungsloser Fall.
Ich erzählte ihm, was ich nach langer vergeblicher Suche in der psychologischen Fachliteratur in Büchern über Motivationspsychologie für Unternehmen gelesen hatte: Wenn man etwas ändern will, muß man sich das gewünschte Ergebnis vorstellen. Ich riet ihm also, regelmäßige Entspannungsübungen zu machen und sich dabei vorzustellen, daß seine Im-

munzellen die Krebszellen aus dem Körper transportierten. Und es wirkte! Sein Krebs war nach kurzer Zeit verschwunden. Außerdem waren trotz der andauernden Strahlenbehandlungen keinerlei Nebenwirkungen zu beobachten.

Frage: Ist Ihre Therapie immer erfolgreich?

Carl Simonton: Bei unserer ersten Pilot-Studie 1974 bis 1981 hat sich die durchschnittliche Überlebenszeit der Patient(inn)en, gemessen an den Prognosen der besten Spezialkliniken in den USA, verdoppelt. In vielen Fällen kam es zu spektakulären Heilungen. Selbstverständlich aber wirkt diese Methode nicht hundertprozentig.

Es liegt nicht immer in unserer Macht, den Lebenswillen zu stimulieren. Viele Patienten wollen nicht mehr leben. Das habe ich eindrucksvoll an meinem eigenen Vater erlebt. 1982 wurde bei ihm ein fortgeschrittener Tumor entdeckt. Er war bestens über meine Arbeit informiert. Ich hatte schon all die Jahre vorher immer wieder versucht, die Richtung seines Lebens zu verändern. Aber er wollte meine Hilfe nicht. Er bat mich zwar um Hilfe, aber es klang nicht echt. Er log! Er hat nicht das Geringste unternommen, um gesund zu werden. Das war der ganzen Familie klar. Als wir ihn darauf aufmerksam machten, versprach er, sich Mühe zu geben. Doch nach drei oder vier Tagen warf er das Handtuch. Er sagte, er wollte nicht mehr leben.

Dann geschah etwas sehr Wichtiges und Bewegendes. Er sagte, er wolle mit mir am Sterben arbeiten. Also schlug ich ihm vor, sich zu entspannen und das

Leben loszulassen und zu Gott einzukehren. Alsbald entspannte sich sein Gesicht, und er lehnte sich friedlich im Bett zurück. Nach fünf Tagen starb er einen friedlichen Tod.

Wenn wir endlich lernen, unsere Selbstheilungs-Kräfte zu nutzen, werden wir weitgehend unabhängig.

---

3. Schritt zum Gesundwerden

Heilen mit der Bio-Chemie der Gefühle – Psycho-Neuro-Immunologie

Freude und Lust stärken, Furcht und Streß schwächen die Immunabwehr, das ist der Kernpunkt dieser neuen Wissenschaft, die bei uns noch lange nicht jenen Entwicklungsstand hat wie in den USA.

Ironischerweise war es ein Zweifler aus der Ecke der Schulmediziner, der 1990 den exakten Nachweis zustande brachte, daß die Psyche des Menschen darüber entscheiden kann, ob er krank wird oder ob er eine Krankheit leichter überwindet oder sogar ihren negativen Verlauf noch beschleunigt. David Spiegel, ein an der Schulmedizin orientierter Psychiater der kalifornischen Stanford-University, fühlte sich genervt und gelangweilt vom ewigen »Partygeschwätz« über Krebskranke, die angeblich länger lebten, weil sie meditierten, visualisierten oder sonst etwas »Psychisches« unternahmen. Er wollte beweisen, daß es zumindest bei einem fortgeschrittenen Tumor biologisch keine Rolle spielt, was jemand denkt und fühlt, ob er sich seelisch aufbaut oder sich in sein Schicksal ergibt. Spiegel begann seine Untersuchungen, indem er 86 Frauen – alle mit Brustkrebs, der bereits gestreut hatte – nach dem Zufallsprinzip auf zwei Gruppen verteilt. Die eine Gruppe blieb unter normaler medizinischer Betreuung, die andere nahm zusätzlich einmal pro Woche an gruppentherapeutischen Sitzungen teil.

Im Laufe eines Jahres lernten diese Frauen, offen über ihre Krankheit und die damit verbundenen Ängste zu sprechen. Gleichzeitig entwickelten sie ein starkes Solidaritätsgefühl und Zuneigung füreinander. Und daraus bezogen sie neuen Kampfgeist, ihre Interessen und emotionalen Bedürfnisse etwa gegenüber Klinikärzten mit mehr Nachdruck vorzubringen.

Das Ergebnis nach zehn Jahren Beobachtung: Die psychotherapeutisch behandelten Frauen machten alle Heilungsfortschritte, während einige aus der anderen Gruppe bereits verstorben waren. »Die Studie«, sagte Spiegel, »hat mein Denken verändert, was die Kraft emotionaler Zuwendung betrifft. Gegenseitige Hilfe und Anteilnahme können offensichtlich psychischen Streß verringern oder das Immunsystem stärken.«

Aber nicht nur das, der Mensch kann auch aus sich selbst heraus die Psyche stark machen, indem er vor allem die Hoffnungslosigkeit beseitigt und für sein weiteres Leben eine Zukunft visualisiert, die Sinn hat. Dies ist einer der entscheidenden Schlüssel in der Anwendung der PNI, der Heilung mit der Biochemie der Gefühle. Lassen Sie mich Ihnen aber auch noch wissenschaftlich erklären, was in Ihrem Körper abläuft, wenn Sie mit der Kraft der guten Gefühle Ihr Immunsystem stärken oder mit der Kraft der ängstlichen Gefühle Ihr Immunsystem schwächen.

Zuerst einmal muß man wissen, daß das Immunsystem nicht wie eine Maschine funktioniert und auch keinen autonomen Regelkreis hat wie die Bremsanlage eines Automobils. Die Abwehrzellen haben Steuerungsmechanismen, die durch die Psyche beeinflußt werden, zum Beispiel Hormone und Neurotransmitter. Neurotransmitter – das sind Botenstoffe, die vom Gehirn ausgeschüttet werden und über die Nervenbahnen zu den Organen und Abwehrzellen geraten. Dort »docken« sie an den sogenannten Rezeptoren an, den Auffangstationen, und geben ihre Informationen ab. Und jetzt kommt es darauf an, ob diese Informationen, die man nun substanziell biochemisch sehen muß, positiv sind oder negativ. Wenn Sie Angst haben und im Streß sind, werden Ihre Peptide (Botenstoffe) mit dem schädlichen Krisenhormon Kortison angereichert sein. Automatisch geht die Zahl der Abwehrzellen auf ein Zehntel des Normalwertes zurück. Bei guten Gefühlen hingegen – wie bei Euphorie – produziert der Körper doppelt so viele Sexualhormone wie zuvor. Im Schlaf, so haben Versuche mit Mäusen gezeigt, ist das Immunsystem besonders aktiv. Vor allem werden die Botenstoffe Interferon und Interleukin produziert. Das sind Substanzen, die auch beim Menschen Killerzellen zu vermehrter Tätigkeit anregen und eine wichtige Rolle bei der Krebsabwehr spielen. Beim Menschen kann schon ein seelisch entlastendes Gespräch mit einem Freund die Abwehr ebenso ankurbeln, wie Notizen in ein Tagebuch, dem man seine Probleme anvertraut. Es gibt eine ganze Reihe von Möglichkeiten, diesen immunstärkenden biochemischen Prozeß zu nutzen. Ich werde sie Ihnen gleich im Anschluß an diesen

Text anbieten. Sozusagen als aktiven Teil. Ein japanischer Immunologe hat sogar festgestellt, daß Geruchssubstanzen die Abwehrkraft des Menschen steigern können. An erster Stelle aller Immuntherapien steht natürlich das Verliebtsein. Bei frischverliebten Probanden konnte ein extremer Anstieg der Interferon- und Interleukon-Produktion ermittelt werden. Leider ist das Verlieben dem Zufall überlassen, sozusagen als Geschenk des Himmels. Dafür gibt es aber eine Reihe von willkürlich einsetzbaren Immunstärkern:

Alpha-Wellen
Positive Visualisierung
Aroma-Therapie

Psycho-Neuro-Immunologie durch Alpha-Wellen

Jeder von uns hat es schon unbewußt gemacht: Musik zur Verbesserung der Stimmungslage eingesetzt. Musik kann ein wahres Antidepressivum sein, wenn man die richtige Musik dafür verwendet. Wissenschaftlich wurde die Wirkung von bestimmter Musik beispielsweise von dem Bulgaren Losanow erforscht. Er ist der Entdecker des Superlearnings, dessen Grundprinzip darauf basiert, daß der Mensch besser lernt, wenn er in den Alpha-Wellen-Zustand versetzt wird. Alpha-Wellen haben einen Frequenz-Bereich zwischen 7 bis 14 Hertz. Das sind langsam schwingende Wellen, die die Eigenschwingung der Atome unserer Zellen aktivieren.
Menschen, die krank sind, haben eine zu langsame

Schwingung in ihren Zellen. Mit Alpha-Wellen kann man nicht nur besser lernen, was wir als Kinder schon intuitiv wußten, wenn wir trotz der Mahnungen unserer Eltern bei Radiomusik lernten, sondern auch besser gesund werden. Alpha-Wellen stimulieren direkt die Auslöseorgane für Neuropeptide, nämlich die Steuerungsorgane Thalamus, Hypothalamus und Hypophyse.

Ob es nun zu einer immunstärkeren Stimulanz kommt oder zu einer immunschwächenden, liegt ganz an der Qualität der Musik. Wie schon gesagt wirken Alpha-Wellen heilend und Beta-Wellen krankmachend. Alpha-Wellen, das ist Barockmusik, oder sanfter Schmuse-Rock und Pop. Beta-Wellen, das ist beispielsweise die Dissonanz vieler Rolling-Stones-Titel. Ich selbst habe in den schwierigen Phasen meines charakterlichen, seelischen und physischen Umstellungsprozesses durch Alpha-Wellen-Musik Kraft geschöpft. Immer wenn ich Schnupfen bekam, der meist über Medikamente nicht einzudämmen war, habe ich eine ganz gezielte Musiktherapie durchgeführt. Drei Tage später war ich schnupfenfrei. Die beste Wirkung erzielten folgende Interpreten:

John Denver mit folgenden Titeln:
Annies Song
I'm sorry
Mathew
Windsong
The flower that shattered the stone
How can I leave you again?
Back home again

Blonker/Wellness-Musik
Sidewalk Cafe
Fantasia
Morning Breeze
Anak
Indigo

Enrico Macias
Lalavande
Un berger vient de tober
Reste moi fidele

Kansas
Dust in the wind

Everly Brothers
In the arms of Mary
With the song of a nightingale

Oliver Shanti & Friends
Rainboy Way
Love flows on
Vila nova mellow days

Ich möchte Ihnen empfehlen, sich von den aufgezählten Musikstücken ein gemixtes Band zusammenzustellen. Die Investition, von jedem Interpreten eine CD oder LP zu kaufen, lohnt sich auf jeden Fall. Wichtig ist, daß Sie nie immer nur die Musik eines Sängers oder einer Gruppe hören, sondern mischen. Dadurch ergibt sich ganz automatisch ein gewisses positives Spannungsgefühl, weil man sich auf das nächste Stück freut. Damit dieses Gefühl erhalten bleibt, sollten Sie sich immer wieder neue Band-Mix-Programme zusammenstellen. Allein schon die Tätigkeit des Aufnehmens und Zusammenstellens bewirkt einen PNI-Vorgang, der stärkende Neuropeptide zu Ihrer Immunabwehr schickt.

Eines jedoch sollten Sie beachten: Verwenden Sie nie bei Ihren Mix-Programmen solche Musik, die traurige Erinnerung weckt. Damit werden dann sogenannte Engramme (Erinnerungs-Bilder) aktiviert, die das genaue Gegenteil auslösen. Musik, die schöne Erinnerungen wieder ins Gedächtnis ruft, hat einen doppelt positiven Effekt.

Psycho-Neuro-Immunologie durch positive Visualisierung

Gibt es einen Traum in Ihrem Leben, den man in Bildern erfassen kann? Lieben Sie die glitzernd kalten Bergseen Kanadas oder das türkisgrüne Meer um Hawaii. Oder hat die Lieblichkeit bayerischer Bergwiesen Ihre Imagination vom Himmel geweckt. Letzteres ist das Entscheidende. Wir haben alle hier auf der Erde ein visuelles Schlüsselerlebnis, das uns auf eine unbewußte Weise ein Idealbild vom Leben danach vermittelt.

Es geht dabei nicht darum, daß die Landschaft so außerordentlich schön war, sondern daß wir in dieser Landschaft das höchste Glücksgefühl erlebten, das man auf Erden haben kann. Schon Schopenhauer sagte ganz richtig: »Man erlebt nicht Paris, sondern man erlebt sich in Paris.« Jeder Mensch hatte einmal das Glück in seinem Leben, alles zur gleichen Zeit zu erleben: Verliebtheit, Unbeschwertheit, Erfolg im Beruf und eine gute Perspektive auf die Zukunft. Wenn wir so etwas erleben, dann sind wir direkt an die göttliche Energie angeschlossen und empfinden das Leben als eine wirklich wunderbare Sache. Ein Rausch, von dem man meint, daß er nie zu Ende geht. Meistens geht er zu Ende, und zurückbleibt diese unglaubliche Erinnerung. Glauben Sie mir, es war nicht umsonst, daß Sie mal kurz durchs Tor des Paradieses blicken durften. Denn Sie können mit dieser Erinnerung positive Visualisierung betreiben und zumindest einen guten Teil jener Energie kurzfristig anzapfen, die Sie damals so beglückend erlebten.

Vergessen Sie den dummen Spruch, daß der Mensch nicht zurückschauen soll. Das bezieht sich nur auf die negativen Erlebnisse und nicht auf die positiven. Die Rückführung in echte Glücksmomente ist eine hervorragende Technik zur schnellen Versorgung mit kosmischer oder göttlicher Energie. Vergleichbar so, als würde ein Auto mal schnell zum Tanken gefahren werden.

Nur – Sie müssen das richtige »Energie-Tanken« lernen.

1. Legen Sie sich ganz entspannt auf die Couch oder ein Bett.
2. Nehmen Sie jetzt Ihren Walkman, setzen Sie die Kopfhörer auf, und lassen Sie jene Musik ablaufen, die Sie an diese Zeit erinnert.
3. Schließen Sie die Augen, und lassen Sie den Film der Erinnerung vor Ihrem geistigen Auge ablaufen.
4. Atmen Sie dabei ganz tief. Den Atem immer bis in die Beine hinabfließen lassen.

5. Lassen Sie keine Wehmut aufkommen, sondern wünschen Sie sich, dort noch einmal hinzukommen.
6. Freuen Sie sich auf eine neue Zukunft, die Ihnen ein ähnliches Glückserlebnis bescheren wird.

Psycho-Neuro-Immunologie durch Aroma-Therapie

Aroma-Therapie ist eine jener sanften Therapien, die über unsere Sinne Reaktionen in der Biochemie unseres Körpers auslösen. Die Nase enthält zehn Millionen Neuronen, die die Duftmoleküle aufnehmen. Diese bezeichnet man als Geruchsrezeptoren. Sie entsenden Düfte in unser Gefühlszentrum im Gehirn, in das sogenannte limbische System. Es steht in Verbindung mit anderen lebenswichtigen Teilen unseres Gehirns – mit jenen, die bei der Steuerung der Pulsfrequenz, des Blutdrucks, der Atmung, dem Fortpflanzungsverhalten, dem Gedächtnis und unserer Reaktionen auf Streß beteiligt sind. Außerdem stehen die Drüsen, die die Freigabe von Hormonen regulieren, in Verbindung mit diesem limbischen System.
Duftessenzen sind aber nicht nur Auslöser für verbesserte »Innere Abläufe«, sondern können sogar heilende und schützende Wirkungen haben. Allein der Duft der ätherischen Öle kann die in der Luft umherschwirrenden Keime in die Flucht schlagen. Die Dämpfe der Limonenessenz schalten das Meningitis-Virus in fünfzehn Minuten und den Typhus-Bazillus in knapp einer Stunde aus. Die stärksten aus ätherischen Ölen gewonnenen antiseptischen Mittel sind Limone, Lavendel, Niaouli, Pfefferminz, Ros-

marin, Sandelholz, Eukalyptus und der chinesische Anis.

Wenn Sie intensiver in das Thema Aroma-Therapie einsteigen möchten, empfehle ich Ihnen das ganz ausgezeichnete Buch von Judith Jackson »Aroma-Therapie«.

Patienten und Ärzte müssen
auf der Basis des Vertrauens
gleichberechtigte Partner werden.

---

4. Schritt zum Gesundwerden

Vertrauen Sie Ihrem Arzt, und arbeiten Sie mit

Sie sollten sich keine Illusionen machen, daß Sie gesund werden könnten, wenn Ihnen das richtige Vertrauen in die menschlichen und fachlichen Qualitäten Ihres behandelnden Arztes fehlt. Nun ist das mit dem Vertrauen-Gewinnen so eine Sache, wenn man den Arzt gar nicht kennt. Im Falle einer chronischen Krankheit oder gar bei Krebs wird man vom Hausarzt an einen sogenannten Spezialisten »weitergereicht«, was an sich ja eine vernünftige Sache ist. Nur – das Vertrauen kann bestenfalls durch die menschlich-integre Ausstrahlung des Arztes wie ein Funke überspringen oder auch nicht, oder man empfindet ständig eine Art Mißtrauen. Zumindest so lange, bis sich der erste Heilerfolg eingestellt hat. Das kann aber bei chronischen Krankheiten und bei Krebs eine ganze Weile dauern, und Rückschläge sind auch möglich. Die Zeit ist kostbar, und die automatische Wirkung der PNI sollte vom ersten Tag an einsetzen. Das geht aber nur, wenn Sie vom ersten Tag an Vertrauen haben. Deshalb lege ich Ihnen ans Herz, kein Angsthase zu sein und mutig einen Arzt abzulehnen, bei dem Ihr »inneres Radar« Vorsicht meldet. Denken Sie immer daran, daß es um Ihre Gesundheit und um Ihre Zukunft geht. Falsche Scham oder Ehrfurcht vor dem Gott in Weiß sind völlig fehl am Platze. Sehen Sie Ihre Beziehung zu Ihrem Arzt zuerst einmal so wie die zu Ihrem Autohändler. Wenn der unseriös gewirkt hätte, wären Sie bestimmt nicht sein Kunde geworden. Und so ist es in der Konstellation mit Ihrem Arzt auch: Sie sind der Kunde. Und das Geld, das er an Ihnen verdient, bekommt er zwar von der Krankenkasse, aber Sie bezahlen jeden Monat Ihren Beitrag. Auch wenn man noch so krank ist, sollte man weder seinen Stolz noch seine Rechte aus der Hand geben. Und genau das tun leider zu viele Kranke, und zu viele Ärzte nutzen das unbewußt für sich aus. Das, was der Kranke psychisch ausstrahlt, nimmt der Arzt ja unterbewußt auf. Und wenn jemand die Ausstrahlung eines willenlosen Schafes hat, wird er es sich auch gefallen lassen, so behandelt zu werden. Im Krankenhaus ist so etwas besonders häufig der Fall. Der Patient bekommt Untersuchungen »verordnet«, die gar nicht mit ihm abgesprochen werden. Sie werden zwar vorher angekündigt, aber nicht bis ins glaubwürdige Detail begründet. Gute Ärzte tun das natürlich, weil sie wissen, daß der Patient mitmachen muß und eine starke Motivation braucht, um die schmerzhaften Einwirkungen mit der Kraft der Seele gut ausgleichen zu können.

Das Verhältnis Patient – Arzt sollte also auf einer fairen Basis ruhen. Und dazu gehört auch, daß der Patient nicht dem Arzt die ganze Last überträgt, sondern auch seinen Teil leistet. Nur wenige Ärzte mögen es, wenn der Kranke das hilflose Kind spielt. Nach dem Motto: Lieber Onkel Doktor, du bist jetzt der liebe Gott, und du wirst mich schon gesund machen. Das ist eine falsche Form des Vertrauens, weil es kein richtiges Fundament hat. Und weil es sich nicht Schritt für Schritt entwickeln kann. Ein solcher Patient erwartet ein »Hochgeschwindigkeits-Wunder«, weil er nicht weiß, daß das Wunder der Heilung in mehreren Phasen abläuft. Und das geht nur, wenn Arzt und Patient als Partner zusammenarbeiten. Keiner tut etwas, was den anderen in seiner »Arbeit« behindert. Die Arbeit des Arztes ist es, alle physiologischen Voraussetzungen zu schaffen, daß die Erkrankung zuerst einmal zum Stillstand kommt. Mehr ist in der ersten Phase nicht zu tun. Die Arbeit des Patienten ist, daß er alle psychischen Voraussetzungen schafft, um die Erkrankung zu stoppen.

Schließlich hat jede Krankheit einen physischen und psychischen Grund. Ich würde mich nicht der Erkenntnis mancher »Experten« anschließen, daß nur die Seele als Verursacher der Krankheit zu bewerten sei. Ich halte mich auch hier an das Seele-Geist-Körper-Prinzip.

Aber zurück zur Arbeit, die der Patient leisten muß. Zu hoffen, daß nun der Arzt auch die psychischen Probleme lösen kann, ist eine Erwartungshaltung, die weit über das hinausgeht, wozu ein Arzt in der Lage ist. Selbst ein Psychotherapeut kommt nicht ohne die Mitarbeit des Patienten aus und kann eigentlich immer nur Anstöße geben – sozusagen Hilfe zur Selbsthilfe. Ich möchte diesen wichtigen Aspekt mit einem Beispiel aus meiner eigenen Erfahrung verdeutlichen. Als ich vor knapp vier Jahren meine Stoffwechselkrankheit »Nierensteine« bekam, war ich zunächst ein medizinischer Laie und völlig hilflos.

Aber ich war Gott sei Dank kein williges Schaf, das alle Lasten auf die Schultern der Medizinmänner lud. Ich arbeitete vom ersten Tag an mit. Ich kaufte mir Fachliteratur über das Thema Nierensteine und wußte sehr bald, welche physischen Ursachen meiner Krankheit zugrunde lagen: falsche Ernährung, falsche Lebensweise etc. Mein Urologe tat in vorbildlicher und fachmännischer Weise alles, damit meine Krankheit nicht lebensbedrohend wurde. Und er machte mir Mut, weil ich Vertrauen zu ihm hatte und so die Kraft schöpfen konnte, an meine Genesung zu glauben. Meine innere Stimme sagte mir aber ständig, daß ich mitarbeiten müsse. Ich forschte weiter über mögliche Ursachen meiner Erkrankung nach und stieß auf das Thema Übersäuerung. Damit hatte ich den Schlüssel gefunden für die physiologische Seite. Daß diese Krankheit aber noch zwei weitere Herde haben sollte, war mir zu diesem Zeitpunkt noch nicht bewußt. Das »Schicksal« spielte ein bißchen »Lehrmeister«. Ich hatte zu jener Zeit ein ganz gravierendes Partnerschaftsproblem. Meine damalige Freundin, die ich von ganzem Herzen liebte und die ich auch heiraten wollte, hatte ein Herz aus Stein. Meine rosarote Brille filterte all die vielen Seelenverletzungen, die sie mir zufügte, auf eine gefährliche Weise. Mein Unterbewußtsein jedoch registrierte alles. Die psychosomatische Wirkung zeigte sich nicht zufällig an der linken Seite meines Körpers. Denn erstaunlicherweise war nur die linke Seite – die Gefühlsseite – meines Körpers betroffen. Die rechte Niere arbeitete einwandfrei und war völlig steinfrei. Erst als das schöne Kind mich just zu jenem Zeitpunkt »abservierte«, als ich gesundheitlich zwischen

Leben und Ableben schwebte, zerbrach endlich auch meine rosarote Brille. Und – ich konnte meine Arbeit leisten, um wieder gesund zu werden. Ich mußte auf eine sehr harte Weise das Loslassen lernen.

Meine Krankheit hatte aber auch noch eine dritte Ursache, es war der geistige Bereich. Ich beschäftigte mich damals noch mit Dingen, die nichts mit Psychologie und Medizin zu tun hatten. Ich war Unternehmensberater und, weil ich ein sehr kreativer Mensch bin, mit gutem Erfolg. Nur – mein Unterbewußtes signalisierte mir immer öfter, daß es nicht ethisch sei, Produkte zu fördern, die weder dem Menschen guttun noch der Umwelt. Ich habe damals Waschmittel ebenso beworben wie Motorräder. Und je mehr ich mich dieser Branche entziehen wollte, desto mehr wurde ich mit dem Motivationsmittel Geld festgehalten. Vor allem war es wohl die Lebensangst, die verhinderte, daß ich mutig einen unbefriedigenden Teil meines Lebens zum Abschluß brachte, um dann völlig frei einen neuen zu beginnen. Ich mußte erst schwerkrank werden, um all das einzusehen, was mir meine innere Stimme schon seit Monaten zuflüsterte. So phantastisch es klingen mag, aber meine Nierensteine brachte die Wellness-Bewegung ins Rollen. Endlich hatte ich den Mut der Verzweiflung, mit meinem Beruf zu brechen. Ich tat dies so konsequent, daß ich auch keine »Gefälligkeitsjobs« mehr annahm. Ich sagte zu mir, daß ich ab jetzt Lebensberater sei und mich mit ganz anderen Dingen beschäftigen müsse. Das Büro wurde gekündigt, und ich begann zu Hause ein dreijähriges Selbststudium in Psychologie, Ernährungswissenschaft und Stoffwechsel. Dabei stellte ich fest, daß so ein freies Studium unglaubliche Vorteile hat. Man sucht sich nur jene Erkenntnisse heraus, die auf dem neuesten Stand liegen und die menschlich und logisch erscheinen. Das sogenannte akademische Pflichtkorsett gewisser Studiennormen hat mich in meiner Arbeit nicht behindert. Und das schönste dabei war, daß ich feststellen konnte, daß meine theoretischen Studien und Erkenntnisse an meiner Seele-Geist-Körper-Einheit zu vollem Erfolg gerieten. Ich wurde immer gesünder, vitaler und schaffensfroher. In nur drei Jahren bewältigte ich ein ungeheures Maß an Arbeit: Ich schrieb sechs Bücher, konzipierte Seminar-Programme und leistete Aufklärungsarbeit durch die Presse.

Ohne mir etwas einreden zu müssen, konnte ich also davon ausgehen, daß ich den richtigen Lebensweg eingeschlagen hatte und so ganz »nebenbei« wieder gesund wurde.

Mein Urologe war sicher in einer gewissen Weise Geburtshelfer nicht nur für die Abtreibung der Steine, sondern auch für eine »zufällig« entdeckte Selbsthilfetherapie. Er hat mir in der schwersten Phase meiner Krankheit die große, übermächtige Angst genommen, die wie eine gewaltige Flutwelle über einem zusammenzuschlagen droht. Dieses Vertrauen, daß wir es schon schaffen werden, kann gar nicht hoch genug eingeschätzt werden. Es ist wie ein Samenkorn, das – wenn es in eine gute Erde gesetzt wird – reichliche Früchte tragen wird. Sie müssen der Gärtner sein, der dieses Samenkorn »Hoffnung« richtig zu hegen und zu pflegen weiß. Dann werden Sie zwei ganz entscheidende Wirkungen auslösen: Erstens werden Sie durch das Vertrauen in Ihren Arzt auch an Ihre Heilung glauben. Das wird die Biochemie Ihres Immunsystems aktivieren, ganz im Sinne der Psycho-Neuro-Immunologie. Zweitens werden Sie auch aktiv an Ihrer Genesung arbeiten, indem Sie keine Angst mehr haben, sich Ihrer Krankheit zu stellen. Ganz im Gegenteil, Sie werden vieles über Ihre Krankheit lesen, Zusammenhänge verstehen lernen und entsprechend die Lebensweise verändern. Das gibt Ihnen die Kraft, sich von jenen Belastungen und Lasten zu trennen, die den seelischen Krankheitsherd geschaffen haben. Vielleicht müssen Sie auch das Loslassen erst lernen. Oder vielleicht haben Sie ein Verzeihungsproblem. In der Stille der Meditation erfahren Sie ganz von selbst die Antworten, was in Ihrem Leben geändert werden muß. Was Sie selbst ändern müssen. Und das ist die Hälfte der Arbeit, die Ihnen kein Arzt auf der Welt abnehmen kann – auch kein Heilpraktiker und kein Guru. Sie selbst müssen die neue Richtung finden und den neuen Weg gehen. Haben Sie Mut, dann schaffen Sie es.

Wann möchten Sie denn gesund werden?

5. Schritt zum Gesundwerden

Nehmen Sie mit Ihren Organen Kontakt auf

Wie sehr der Geist und die Seele die physiologischen Verhältnisse des Menschen bestimmen können, habe ich Ihnen durch das Prinzip der Psycho-Neuro-Immunologie erklärt. Jetzt geht es nicht mehr nur noch darum, durch angstfreies und positives Denken das Immunsystem zu steigern. Das, was ich Ihnen jetzt ans Herz lege, ist eine ganz phantastische Sache. Sie bestimmen mit der Kraft Ihrer Gedanken über die Gesundheit Ihrer einzelnen Organe oder über deren Genesung. Wenn ich nicht selbst die Erfahrung gemacht hätte, daß es funktioniert, würde ich nicht den Mut haben, so etwas zu behaupten. Meine Nierensteine waren zwar »abgangsfähig«, das heißt, daß sie nicht in den Nieren stecken blieben, aber dafür zwangsläufig im Harnleiter. Der Harnleiter ist die kleine Verbindungspipeline zwischen Niere und Blase – eine kleine Röhre, die in ihrer Innenfläche mit glatter Muskulatur ausgestattet ist. Das bedeutet, daß die Harnröhre den Urin nicht einfach nur durchlaufen läßt, sondern ihn durchpumpt. Dies muß deshalb so sein, weil ja sonst der Urin von der Blase in die Niere zurücklaufen könnte, wenn wir auf dem

Kopf stehen oder uns in einer Schräglage befinden. Aber zurück zu meinen Steinen. So ein kantiges Ding kann also nicht einfach durchfallen, sondern es wird wie der Urin durch Pumpbewegung weitertransportiert – wenn man Glück hat. Wenn nicht, dann klemmt trotz der Pumpbewegungen der Stein fest. Und das ist der Grund, warum man eine Kolik bekommt. Der Harnleiter hört auf mit seiner Pumpaktivität, und verhindert dadurch, daß der Urin aus der Niere herauskommt. Der gestaute Urin wirkt wie ein »Dampfhammer« und quetscht dieses sensible Organ zusammen. Die Schmerzen sind unerträglich.

Diese Qual mußte ich einige Male durchstehen, bevor ich durch Intuition zu einer segensreichen Entdeckung kam. Ich wußte genau, daß es an diesem kleinen zackigen Ding lag, daß ich solche Schmerzen aushalten mußte, und wurde auf dieses kleine Ding regelrecht wütend. Ganz spontan konzentrierte ich mich auf die Harnröhre, und sagte immer wieder denselben Satz: »Ich will, daß du arbeitest und den Stein bewegst.« Nach der achten oder neunten Wiederholung spürte ich plötzlich einen stechenden Schmerz, und der Druck in der Niere ließ nach: Es war etwas in Bewegung geraten. Zuerst glaubte ich an einen Zufall und vergaß die ganze Sache. Aber als sich schon eine Woche später alles wiederholte, fing ich an, diese Erfahrung ernst zu nehmen und gezielt immer dann einzusetzen, wenn Gefahr im Verzuge war. Als ich dann auch noch durch das Pendeln die unterschwellige Angst vor der Kolik in den Griff bekam, spürte ich zum erstenmal in meinem Leben, daß ich durch den Geist der Herr über meinen Körper geworden bin, auch wenn es einen ungeheuren

Einsatz von Glauben, Konzentration und Willen kostete. Danach war ich völlig erschöpft, aber frei von Schmerzen und irgendwie glücklich. Ich hatte entdeckt, daß wir mit dem Denken die Tätigkeit unserer Organe anregen oder beruhigen können.

Das gleiche, was die Akupunktur oder Akupressur über den nervlichen Energiekanal auslöst, könnten Sie mit Ihrer Gedankenkraft auslösen. Sie müssen es nur glauben und wollen. Aber nicht nur der Impuls zur Beschleunigung oder Reduzierung ist in Ihrer Hand – auch der Impuls zur Heilung. In diesem Falle zur Selbstheilung.

Ich habe mich mit diesem Thema eingehend beschäftigt und dabei herausgefunden, daß nur jene Gedankenimpulse helfen, die das spirituelle Problem Ihres Organes ansprechen und auflösen. Jedes Organ ist gleichzeitig ein ganz spezifischer Spiegel der Seele. Das heißt, daß es kein Zufall ist, wenn wir an einem bestimmten Organ erkranken. Es ist immer der physische Ausdruck einer seelischen Verwundung. Und solange diese Verwundung nicht heilt, wird auch das Organ schwer heilen. Welchen Weg wir zur Gesundung gehen, ist uns überlassen. Sie können ebenso die Heilung des körperlichen zuerst in Angriff nehmen und durch das »Spiegel-Bewußtsein« zur Seele die spirituelle Heilung folgen lassen. Für unsere Zeit, in der der Mensch nichts gilt, wenn er nicht vital ist, ist dieser Weg der einfachere. Zuerst den Körper heilen und dann die Seele, weil viele Menschen durch die Existenz einer physischen Krankheit zusätzliche Seelenbelastung erfahren, und das wiedergewonnene Vitalitätsgefühl auch eine Vitalisierung der Seele bewirkt, selbst wenn das falsche Lebensmuster noch nicht aufgelöst wurde. Für eine gewisse Zeit fühlt sich dieser Mensch wieder im Lot. Nur wenn er durch das Leben und die nicht korrigierten falschen Lebens- oder Verhaltensmuster wieder in die gleichen Konflikte hineingezogen wird, steht einem neuen Ausbruch ein und derselben Krankheit nichts mehr im Wege. Aus einer harmlosen Gastritis kann so durch die ständige Wiederholung zum Beispiel ein handfestes Magenkarzinom werden. Aus diesem Grund ist es von größter Wichtigkeit, nach einer physischen Genesung auch eine psychische Genesung anzustreben. Dies zu erreichen ist viel einfacher, als man glaubt. Es genügt eigentlich schon, sich selbst zu beobachten (Ex-Territorisieren) und nach oder noch vor wichtigen Entscheidungen den eigenen Standpunkt gelassen und kritisch zu überdenken: Bin ich fair, ist mein Lebensprinzip Liebe, und bin ich angstfrei? Wenn diese drei Säulen Ihre Entscheidung untermauern, haben Sie nichts getan, was gegen Ihre eigene Seele wirken könnte. Denn das Unterbewußtsein ist unbestechlich: Ein Schöffengericht, das ständig unsere Homöostase regelt. Die Homöostase ist die innere Ausgeglichenheit. Sobald dieses Schöffengericht befindet, daß wir unfair und lieblos gehandelt haben, bringt es uns in eine masochistische Dynamik.

Wir bekommen dann plötzlich Lust auf Bestrafung. Suchen uns den Partner, der uns quält, den Arbeitsplatz, der uns schindet, und den Lebensrhythmus, der uns völlig aus der gesunden Bahn wirft. Wir tun alles völlig unbewußt, aber gezielt von innen gesteuert. Wer beispielsweise mit einem Verzeihungsproblem zu tun hat, wird mehr in die sadistische Dynamik geschleudert. Er wird andere Menschen unterdrücken, ausbeuten, bevormunden und quälen. Täter und Opfer sind eine Leidensgemeinschaft, die sich gegenseitig braucht und bedingt. Der Teufelskreis nimmt kein Ende, wenn man es nicht schafft, auszubrechen. Denn wer lange genug in der masochistischen Phase gelebt hat, wird zwar sein Schuldpotential abbauen, aber gleichzeitig ein Aggressionspotential aufbauen. Jetzt ändern sich die Rollen, und der Gepeinigte wird zum Peiniger und umgekehrt. Da kommt man nur heraus, wenn man zuerst sich selbst verzeiht und dann allen anderen Menschen, die einen jemals verletzt haben. Hat man diese Reinigung hinter sich, so ist von besonderer Wichtigkeit, mit den Seelen anderer Menschen so vorsichtig wie möglich umzugehen, damit man nicht aufs neue in den Strudel von Einstecken und Austeilen hineingezogen wird. Ein fairer und in sich ruhender Mensch ist unangreifbar und hat jederzeit alle notwendigen spirituellen Hilfen, um selbst im größten Chaos überleben zu können. Nur die Angst und die Kleingläubigkeit verhindern, daß wir schon auf Erden mit unserer Seele in Harmonie leben. Bitte lesen Sie jetzt auch, wie man alle seine Organe beeinflussen kann, wenn man den richtigen spirituellen Schlüssel dazu hat.

Das Herz im Spiegel der Seele

Die Funktion des Herzens basiert auf Zusammenziehen und Ausdehnen: Vor und zurück. Es ist das Urprinzip des Lebens – nach innen gehen und nach außen –, ist auch der logische Ablauf von Gedanken und Aktion, von weinen und lachen, von schweigen und sprechen, von verharren und bewegen.

Das Herz ist der Motor unserer physischen Existenz, es kann seine Kontraktion den Anforderungen anpassen. Aber woher bekommt das Herz seine Energie? Einerseits sind es biochemische Impulsgeber wie das Mineral Magnesium. Aber vor allem ist es die Schwingungsenergie all unserer Zellen, die auf unser Herz impulsgebend einwirkt. Je niedriger unsere Zellschwingungen sind, desto weniger bekommt der Muskel Herz die stets notwendige feinstoffliche Energienahrung.

Natürlich kann die Herzfunktion auch durch das physische Muskeltraining in Schwung gehalten werden. Aber dieser Energieaufbau in Verbindung mit Nahrung deckt nur den grobstofflichen Energiebedarf des Herzens. In China wußte man, warum man das Herz als typisches Yin-Organ einstufte. Yin steht – im Gegensatz zu Yang – für weiblich. Das weibliche Organ Herz ist direkt mit unseren Gefühlen und Empfindungen gekoppelt. Man sagt nicht umsonst, daß einem etwas ans Herz geht. Es ist auch kein Zufall, daß vor allem das männliche Geschlecht mehr unter Herzinfarkten zu leiden hat als das weibliche Geschlecht. Männer, mit ihrer Ausrichtung zum zweckbezogenen, gefühlsarmen Yang-Prinzip leiden stets unter einer feinstofflichen Unterversorgung. Das Herz bekommt zu wenig von jener Energie, die die stärksten Selbstheilungskräfte hat, und dafür sorgen kann, daß Belastungen wie Streß abgefedert werden. Dies wird um so mehr von einer Krankenkassen-Statistik belegt, die eindeutig ausweist, daß Frauen, die auf dem sogenannten Karrieretrip sind, eine ebenso hohe Infarktrate haben wie ihre männlichen Kollegen. Die innere Anpassung an das Yang-Prinzip des Mannes hat diese Frauen nicht nur durch äußere Veränderung geprägt, sondern auch durch die Konditionierung der Yang-Risiken.

Natürlich spielen auch die ernährungsbedingten Verengungen der Koronar-Gefäße eine Rolle bei der Entstehung von Infarkten. Und genau das ist eine Situation, in der der Mensch sich selbst helfen kann, durch bewußte, mentale Einwirkung auf den Gesundungsprozeß. Es liegt noch keine zwei Jahre zurück, daß mir unser Lebensmittel-Kaufmann um die Ecke leichenblaß mitteilte, daß er Arteriosklerose habe, und wahrscheinlich einen Bypass brauchen würde. Jede leichte körperliche Tätigkeit löste bereits kalten Schweiß aus. Der Mann war ein Bild des Jammers. Aber er war voller Hoffnung, und er stellte sofort seine falsche Ernährung um, hörte langsam mit dem Rauchen auf und machte eisern seine Übungen, die ihm der Arzt verschrieben hatte.

Sein Zustand war mal besser und mal schlechter, und die Bypass-Operation schwebte wie ein Damoklesschwert über ihm. Ich erklärte ihm, daß es ja auch eine Zeit gedauert habe, die Arterien zu verstopfen. Und daß der Körper jetzt trotz besserer Lebensführung auch eine gewisse Zeit brauchen würde, um die Schlacken abzubauen.

Diese Zeit wurde eine Krisenzeit, die Sie nur durch seelische und mentale Stärke überstehen. Ich zeige Ihnen, wie Sie das schaffen können:

Ich riet diesem Mann, immer wenn er dieses »Panzer-Gefühl« um den Brustkorb bekommt und das Herz zu rasen beginnt, folgendes zu tun: Legen Sie

Ihre rechte Hand auf Ihr Herz, und konzentrieren Sie alle Gedanken darauf. Sagen Sie mehrmals folgenden Satz: »Herz bleib ganz ruhig, du wirst es schaffen.«
Wochen später traf ich diesen Mann wieder, und er machte einen sehr ruhigen und gelassenen Eindruck. Mit einem anerkennenden Klaps auf die Schulter berichtete er mir, daß sein behandelnder Arzt den Termin der Bypass-Operation erst mal abgesetzt hatte. »Vielleicht schaffe ich es auch so und werde auf sanfte Weise wieder gesund.« Und er schaffte es, weil er alles tat, was in einer solchen Situation wichtig und richtig ist. Er stimulierte sein Herz, wenn die Anfälle kamen, die jedoch im Verlauf immer leichter wurden. So brauchte er auch immer seltener sein Nitrospray zur Erweiterung der Arterien. Er lebte strengste Diät und vergaß auch nicht seine leichten Bewegungsprogramme. Und – er war so klug, die größte Quelle seiner Streßbelastung zum Versiegen zu bringen. Er verkaufte kurzerhand seinen Lebensmittelladen und arbeitete dort nur noch aushilfsweise als Berater für den neuen Besitzer.

Suggestionen für das Herz:

Wenn Ihr Herz aus Überlastung zu rasen beginnt: Legen Sie die rechte Hand aufs Herz und konzentrieren Sie sich gedanklich darauf. Sprechen Sie leise folgenden Satz neunmal:

»Herz bleib ganz ruhig, ich werde in Zukunft weniger arbeiten.«

Wenn Ihr Herz schwach ist, weil Sie erschöpft sind:

»Herz, werde stark, und spüre die kosmische Energie.«

Wenn Ihr Herz unruhig schlägt, weil Sie traurig sind:

»Herz, bleibe gesund, weil ich dich brauche.«

Wenn Sie das Gefühl haben, daß Ihr Brustkorb zusammengeschnürt wird, und wenn Sie Stiche spüren.

»Herz, gib all deine Kraft, damit alles wieder gut wird.«

Vergessen Sie dabei nicht die Hand auf Ihr Herz zu legen. Sie werden sehen, es funktioniert.

Die Nieren im Spiegel der Seele

Wenn einem etwas an die Nieren geht, dann hat man das Gefühl, mit einer Sache nicht fertig zu werden – sie nicht bereinigen zu können. Unbewußt leitet die Seele einen Teil der zu reinigenden »Seelen-Gift-Belastung« an die Nieren ab. Die Nieren sind aber nur in der Lage, grobstoffliche, also materielle Gifte zu reinigen, und nicht die feinstofflichen. So kommt es zu einer Reduzierung der Nierenleistung, weil ein plötzlicher Energiestau entsteht, der blockierend und nicht aktivierend auf die Nieren wirkt. Es ist jetzt vor allem wichtig, die negative Energie zum Abfließen zu bringen.

Handelt es sich jedoch um eine rein physiologische Reduzierung der Nierenaktivität, durch Langzeit-Schädigungen (Alkohol, Ernährungsgifte und Unterkühlung), so kann das sensibelste Zwillingsorgan unseres Körpers am besten dort vitalisiert werden, wo Geborgenheit am unmittelbarsten spürbar wird: Im warmen Wasser. In Verbindung mit ermunternden Suggestionen kann viel zur Revitalisierung schwacher Nieren erreicht werden. Wer ein Verzeihungs-Problem hat, sorgt für Blockaden, die sowohl im seelischen als auch im geistigen und physischen Bereich wirksam werden. Die Nieren sind die ersten Organe, die darunter zu leiden haben, weil diese Blockaden verhindern, daß wir loslassen können. Dieses feinstoffliche Muster überträgt sich auf die Nieren, die Blase und die ableitenden Harnwege. An irgendeiner Stelle entsteht ein Stau. Entweder in Form eines Steines oder einer Blasenentzündung, und im schlimmsten Fall kann eine Nierenbecken-Entzündung entstehen.

Suggestionen für die Nieren

Am besten Sie legen sich in die Badewanne und schaffen eine echte Wellness-Atmosphäre, mit Musik und Aroma-Essenzen. Legen Sie beide Hände an Ihre Nieren.

Wenn Ihre Nierenausscheidungs-Leistung zu schwach ist:

Ich kann meine Probleme loslassen, weil ich Vertrauen in die göttliche Fügung habe.

Bei einer Nierenbecken-Entzündung sollten Sie nicht baden, sondern mit Wärmflasche im Bett liegen. Befolgen Sie die Anweisungen des Arztes und beschleunigen Sie den Heilungsprozeß mit folgender Suggestion:

Meine Schmerzen werden bald weggehen. Meine Nieren werden so gesund sein wie vorher.

Wenn Sie einen Nierenstein haben.
Trinken Sie vorher eine Flasche alkoholfreies Weißbier, und legen Sie sich in die Badewanne (kein heißes Wasser).
Legen Sie jetzt die Hand auf den Harnleiter (Bauch), wo der Stein festgeklemmt ist. Sprechen Sie nun mit starker Konzentration auf den Harnleiter neunmal folgenden Satz:

Harnleiter – ich befehle dir, aktiv zu werden. Beginne zu arbeiten.

Wenn Sie unter Blasenschwäche leiden:
Trinken Sie eine Tasse Zinnkrauttee, setzen Sie sich in ein lauwarmes Bad mit Zinnkraut-Extrakt. Legen Sie nun Ihre Hand auf die Blasen-Gegend, und wiederholen Sie folgenden Satz neunmal.

Blase, du wirst wieder stark. Kannst halten und loslassen.

Die Lunge im Spiegel der Seele

Wenn wir keine Luft mehr zum Leben haben, dann überträgt sich dies zuerst auf die Lungen.

Kein Zufall, daß Menschen im finalen Stadium ihres Lebens oft an einer Lungenentzündung sterben oder daß wir eine Lungenentzündung bekommen, wenn der Partner uns verläßt und das Leben plötzlich sinnlos erscheint. Die feinstoffliche Schwingung von Sinnlosigkeit nimmt unseren Lungen die Vitalenergie und macht sie anfällig für die harmlosesten Viren und Schadstoffe. Die Abwehr- und Reparaturfähigkeit der Lungen ist dann auf ein Minimum reduziert. Wer mit seinem Leben willentlich abschließen will, muß gar keine Schlaftabletten nehmen oder irgendwelche anderen heroischen Dinge tun. Er muß nur jeden Tag mit dem Gefühl aufstehen, daß sein Leben sinnlos ist. Eines nicht mehr fernen Tages wird er schwer krank werden. In dieser Phase hat er noch einmal die Chance, darüber nachzudenken, ob es sich nicht doch lohnen würde, weiterzuleben. Wenn nicht, dann hat dieser Mensch losgelassen und wird trotz Antibiotika und Reanimations-Medizin sterben. Sie wollen hoffentlich leben und ganz gesund sein.

Suggestionen für die Lungen:

Wenn Sie eine starke Erkältung haben:
Beide Hände auf die Lungenspitzen legen und folgenden Satz dreimal wiederholen:

Ich habe wieder Freude am Leben.

Wenn Sie eine Lungenentzündung haben:
Beide Hände auf die Lungenspitzen legen und folgenden Satz dreimal wiederholen:

Ich liebe das Leben, und ich brauche kosmische Energie.

Wenn Sie Bronchitis mit Husten haben:
Beide Hände auf die Bronchien legen und folgenden Satz dreimal wiederholen:

Ich fühle mich gereinigt und sehe eine Zukunft für mich.

Der Magen im Spiegel der Seele

Wer alles in sich »hineinfrißt«, ist dabei, sich selbst »aufzufressen«. Wer Gastritis hat oder an Magengeschwüren leidet, haßt sich vor allem selbst. Er richtet unbewußt die Säure, die die Magendrüsen produzieren, als Zersetzungswaffe gegen sich selbst. Es ist nicht Streß und Ärger, die diesen Vorgang auslösen, sondern es sind die stummen Selbstvorwürfe, weil man eine Situation nicht beendet, obwohl man weiß, daß sie einem schadet. Die Diskrepanz zwischen einem falschen Ideal von sich und der realen Verhaltensweise ist einer der Hauptauslöser für eine Überfunktion von Magensäure. Dieser Mensch hat keine Geduld mehr mit sich und zerfrißt sich förmlich vor Überehrgeiz. Dieser Mensch hat zu oft verloren oder noch nie gewonnen.

Suggestionen für den Magen:

Wenn Sie eine Gastritis haben, und oft unter Magenschmerzen leiden, die Hand auf den Magen legen und dreimal wiederholen:

Magen, sei ganz ruhig, wir haben genügend Zeit zum Gesundwerden.

Wenn Sie einen übersäuerten Magen haben, die Hand auf den Magen legen und dreimal wiederholen:

Magen, du spürst die neue Harmonie, die jetzt mein Leben bestimmen wird.

Wenn Ihr Magen träge ist und Sie oft unter einem Völlegefühl leiden:

Magen, du hast keine Probleme, deine Arbeit zu bewältigen. Du bist stark.

Der Darm im Spiegel der Seele

Stoffwechsel bedeutet Austausch. Wir investieren lebensspendende Energieträger, indem wir unser Stoffwechselsystem mit Nahrung versorgen. Dabei ist uns der Wert dieser Investition wohl bewußt. Wir haben sozusagen mit unserem Magen und unserem Darm wertvolle Lebenserhaltungssubstanzen in Besitz genommen. Menschen, die grundsätzlich an Materie festhalten, halten auch fest am Energieinvestment ihres Körpers. Ganz unbewußt neigen sie dazu, die Nahrung so lange wie möglich in ihrem Körper zu halten, und verhindern so einen schnellen und gesunden Stoffwechsel. Darunter leiden vor allem Menschen mit den Sternzeichen Jungfrau, Steinbock und Stier. Erdzeichen wollen alles an sich binden, also erden, und schaffen damit ihr eigenes Vergiftungs-Karma. Das geht sogar so weit, daß diese Menschen in der Wahl ihrer Nahrung ganz unbewußt träge Nahrungsstoffe bevorzugen. Und enzymaktivierende Gewürze meiden. Man will »ruhige Nahrung« aufnehmen. Nur durch die Beschäftigung mit den Gesetzen des Loslassens werden jene Menschen zu einem gesunden Stoffwechsel und damit zu einem gesunden Darmmilieu finden.

Das Gegenteil davon sind Menschen, die nicht halten können. Diese neigen aufgrund ihrer schwachen Erdung zu Durchfall. Dazu gehören aus astrologischer Sicht vor allem die Luft- und Wasserzeichen-Menschen, die visionäre Anlagen haben und viele Ideen aus der Sphäre zwischen Himmel und Erde beziehen, aber dann mit dem Umschalten und dem Umsetzen Probleme haben. Diese Menschen müssen lernen, das Materielle so zu binden, daß ihre materielle Existenz gesichert ist. Dazu gehört auch die gründliche Ausnutzung der Energieträger, die wir unserem Körper über Magen und Darm zukommen lassen. Besonders betroffen von diesen Polaritäten sind alle, die das Glück einer großen Begabung haben. Leider ist aber damit eine klare Polarisierung verbunden: Entweder eine sehr stark ausgeprägte linke oder rechte Gehirnhälfte.

Rechts ist die Seite des Verstandes und links die Seite des Gefühls. Wer mehr rechtshälftig angelegt ist, neigt zum Festhalten, im Gegensatz zu den Linkshälftigen, die zwar loslassen können, aber zu wenig festhalten.

Suggestionen für den Darm:

Wenn Sie einen trägen Stuhlgang haben, legen Sie die Hand auf Ihren Bauch und wiederholen dreimal:

Ich lasse jetzt los, weil ich offen bin für das Neue.

Wenn Sie einen zu harten Stuhl haben, jeden Morgen Joghurt mit Weizenkleie und folgende Suggestion:

Alle Kräfte in mir sind fließend.

Wenn Sie zu Durchfall neigen, legen Sie nach dem Essen die Hand auf Ihren Magen und sagen dreimal:

Ich gehe auch mit Materie liebevoll um.

Die Galle im Spiegel der Seele

Wenn die Galle »überläuft«, dann ist das eine seelisch-physische Interaktion, die sich aus der Unfähigkeit ableitet, eine Aggression über den Verstand aufzulösen. Der Kopf gibt die Aufgabe an die Galle weiter, die in ihrer Zweckbestimmung dafür geschaffen wurde, Gallensaft zu speichern und im Bedarfsfalle die richtige Menge an den Zwölffingerdarm abzugeben.

Die Galle soll jetzt stellvertretend für den Kopf den Auflöser der Aggression spielen. Sie tut dies auf ihre physische Weise, indem sie Gallensaft abgibt, obwohl es von der Stoffwechsel-Situation her keinen Anlaß dafür gibt. Das hat zur Folge, daß der überschüssige Gallensaft nicht durch Nahrungsbrei gebunden werden kann, sondern direkt von den Darmzonen ins Blut geleitet wird. Das bedeutet eine zusätzliche Belastung durch Cholesterin. So ist es auch zu erklären, warum viele Menschen trotz cholesterinarmer Ernährung ihren hohen Cholesterinspiegel nicht senken können. Es fehlt an der Bewältigungs- und Auflösungsfähigkeit von Konflikten.

Suggestionen für die Galle:

Wenn Sie Ärger und Streß haben: Legen Sie Ihre Hand rechts auf den Bauch und sagen dreimal:

Galle, bleib ruhig, du hast jetzt nichts zu tun.

Wenn die Verdauung schlecht ist, weil die Galle nicht arbeitet:

Galle, werde bitte aktiv.

Die Leber im Spiegel der Seele

Die Leber als Chemielabor des Körpers hat vor allem die Aufgabe, die mit dem Blut zugeführten Produkte der Eiweiß- und Kohlenhydratverdauung zu körpereigenen Stoffen umzuwandeln. Glukose wird dabeizu Glykogen, das die Leber speichert, um es im aktiven Bedarfsfall ganz schnell an den Stoffwechsel abzugeben. Die Leber ist jenes Organ, das das Halten und Loslassen auf besonders sinnvolle Weise beherrscht. Wer seine Seele permanent mit Traurigkeit und Depressionen belastet, überträgt diese Schwingungen auf die Leber, die nun ihrerseits bemüht ist, einen chemischen Schlüssel zur Aufspaltung dieser Seelengifte zu finden. Es gelingt ihr nicht, weil sie an die grobstoffliche Sphäre gebunden ist. Trotzdem wird Sie es immer wieder versuchen, solange immer dieselben Signale kommen. Diese vergebliche Bemühung blockiert die Leber in ihrer ureigenen Aufgabe. So kommt es zu Stoffwechselkrankheiten, die den ganzen Rhythmus der Nahrungsverwertung und Verdauung aus dem Lot bringen.

Suggestionen für die Leber:

Wenn Sie unter Blähungen und Kopfschmerzen leiden:

In meinem Leben herrscht Klarheit, entgifte meinen Körper.

Wenn Sie immer müde sind:

Ich werde weniger Alkohol trinken, wenn du mich wieder dynamisch machst.

Der Pessimismus der anderen ist die Herausforderung für ihre Glaubensstärke.

---

6. Schritt zum Gesundwerden

Besiegen Sie die Angst vor Schmerzen und vor der Ungewißheit

In der Situation, in der sich kranke Menschen befinden, sind alle gewohnten Lebensabläufe aus der Bahn geraten. Die vermeintliche Sicherheit, in der wir uns alle wägen, ist geplatzt wie eine Seifenblase. Wenn der Mensch nicht mehr gesund ist, dann fühlt er, wie unzuverlässig und brüchig Materie sein kann. Plötzlich spürt man die Abhängigkeit von anderen Menschen und ist sich nicht sicher, ob man wirklich den richtigen Arzt hat, die richtige Pflege und zuverlässige Freunde. Jetzt ist die beste Zeit, etwas zu entwickeln, das fast jeder Mensch in den hektischen neunziger Jahren vernachlässigt: Die Spiritualität – Kontakt herstellen mit dem Gott, an den Sie glauben, Kontakt knüpfen zu Schutzgeistern, die Sie umgeben. Sie müssen ganz einfach auf Empfang gehen. Denn der interkosmische Sender ist immer aktiv und immer für Sie da. Nur waren Sie bisher nie auf Empfang geschaltet, weil Sie sich so sicher gefühlt haben in Ihrer materiellen Welt, in der alles bestens geordnet ist. Aber jetzt fühlen Sie, daß die Unsicherheit an Ihrer Seele nagt und die Zweifel Ihnen oft jeden klaren Gedanken rauben. Angst ist der große Verhinderer und das größte Risiko. Damit Sie noch besser verstehen, was ich meine, möchte ich Ihnen meine Begegnung mit der Angst erzählen.

Im blühenden Alter von vierzig brach die Midlife-Crisis gewaltig über mich herein. Ich hatte keine Freude mehr an meinem Beruf als Unternehmensberater, meine Ehe ging ein Jahr zuvor in die Brüche, und meine Vitalität war auf dem Nullpunkt. Es dauerte nicht lange, und ich wurde schwerkrank. Alles begann mit den entsetzlichen Schmerzen einer Nierenkolik. Das dicke Ende kam aber erst, als ich die erste Tortur überstanden hatte. Mein Urologe, zu dem ich sehr viel Vertrauen hatte, brachte mir schonend bei, daß dies nur der Anfang eines heftigen Steinleidens sei und daß meine Niere prall voll ist mit weiteren Konkrementen, die alle darauf warteten, mit ihren spitzen Kanten Koliken auszulösen. Eine solche Nachricht kann man eigentlich gar nicht spontan richtig erfassen, weil man das Ausmaß der Katastrophe erst scheibchenweise realisiert. Es verging kaum ein Tag, an dem ich nicht bereits am Nachmittag müde auf meine Couch sank, um zu schlafen. Und es verging kaum eine Nacht, in der ich nicht den ärztlichen Notdienst bemühen mußte, um dank einer Morphiumspritze wieder schmerzfrei zu werden und schlafen zu können. Meine nervliche Situation wurde immer bedenklicher, zumal ich unter einem entscheidenden Mangel litt. Unter dem Mantel der Hoffnung. Kein Arzt konnte mir einen therapeutischen Weg aufzeigen, wie die Torturen zu vermeiden waren und wie die weitere Steinbildung einzudämmen gewesen wäre. Darüber wußte niemand etwas Genaues. Man erzählte mir nur, mit welchen verlockenden Techniken man mir die kleinen zackigen Dinger herausholen wollte. Ich hatte die Wahl zwischen Schlinge legen oder Harnleiter aufschneiden. Ich entschied mich für keines von beidem und griff zur Selbsthilfe. Und das war die Geburtsstunde von Wellness. Ich wußte es damals nicht, aber ich begründete eine neue Bewegung, deren Grundphilosophie darauf basiert, daß der Mensch durch ein gestärktes Mental- und Seelenbewußtsein zur Selbstheilung fähig ist. Und vor allem, daß er präventiv, also vorbeugend, das Schlimmste verhindern kann.

Wie ich das machte, klingt für mich selbst in der Rückschau phantastisch. Zuerst einmal mußte das Schmerzproblem gelöst werden. Vor allem meine lähmenden Angstanfälle vor der nächsten Kolik. Ich traute mich manchmal nicht, aus dem Haus zu gehen, weil ich mit allem rechnen mußte. Einmal bekam ich in der Rotphase vor einer Ampel eine Kolik, und konnte nur noch mit letzter Willenskraft das Auto auf den Bürgersteig lenken. Mir blieb nichts anderes übrig, als vor den neugierigen Passanten die Hose herunter zu ziehen, und ein Schmerzzäpfchen einzuführen. Wenn Schmerzen einen gewissen Grad erreicht haben, tut man Dinge, die man anschließend nicht mehr für möglich hält. Ich fing an, Zäpfchen-Nothilfe-Stationen bei Freunden einzurichten, und trug stets in jedem Hemd in der Brusttasche ein Schmerzzäpfchen. Was meistens dazu führte, daß die Wäscherei diese Zäpfchen mit einbügelte und ich das schöne Hemd anschließend nur noch als Putzlappen verwenden konnte. So ging es nicht weiter. Ich traute mich in kein Kino und wäre am liebsten nicht mehr unter die Menschen gegangen. Meine beruflichen Aktivitäten wurden immer sparsamer, so daß auch meine finanzielle Situation zur Sparsamkeit drängte. Es war ein Hundeleben, aber das Schlimmste waren die Angstschübe aus dem Unterbewußtsein, die mich überfallartig ansprangen. Eines Tages, als ich abends wieder mal völlig deprimiert zu Hause saß, setzte sich plötzlich eine Idee in meinem Kopf fest: *Du mußt dein Unterbewußtsein auf das Gegenteil von Angst programmieren. Auf die Zuversicht.* Damals gab es noch keine Subliminal-Kassetten wie heute. So ließ ich mir etwas einfallen. Ich kaufte mir ein Pendel, hielt es über ein Blatt Papier, auf das ich einen Kreis gezeichnet hatte. Ich beschloß, das Pendel bei ja senkrecht schwingen zu lassen und bei nein waagerecht. So befragte ich nun jeden Abend das Pendel, ob ich wieder eine Kolik zu erwarten hätte. Am Anfang schwankte es noch zwischen ja und nein. Aber im Laufe der Zeit tendierte es immer mehr zu einem klaren Nein. Das Pendel behauptete glatt, daß ich keine Koliken mehr bekommen würde. Eigentlich kaum zu glauben, aber trotzdem ein willkommener Strohhalm zum Festhalten. Dieser Strohhalm wurde immer stärker und entwickelte sich zum starken Baum, denn ich hatte tatsächlich seit vierzehn Tagen keine Nierenkolik mehr. Die Angstrückfälle wurden gottlob auch immer seltener, und meine physische Gesamtsituation stabilisierte sich immer mehr.

Trotzdem befragte ich jeden zweiten Tag das Pendel, ob ich wieder eine Kolik haben würde. Und es sagte nach wie vor standhaft nein. Und das Interessante dabei ist, daß ich ja trotzdem fast einmal im Monat einen Stein »abtreiben« mußte. In meiner linken

Niere saßen noch acht Stück davon. Ich schaffte diese Abtreibung auf konventionelle Weise über den Harnleiter durch viel trinken und regelmäßige Sitzbäder. Jeder Stein hätte der Norm und Regel entsprechend Koliken auslösen müssen. Aber durch die Pendel-Suggestion war ich so entspannt und gelassen, daß der Kolikreiz und Kolikauslöser verhindert wurde. Ganz gleich, welche Krankheit Sie haben, dieses geistige Prinzip, zu dem auch eine Menge Seelenstärke gehört, kann auf viele Schmerzzustände übertragen werden. Aber vor allem können Sie mit dem Pendelprinzip die Angst vor der Zukunft, die Ihnen ja ungewiß erscheint, in den Griff bekommen. Fragen Sie ganz einfach, ob Sie wieder gesund werden.

Pendel, werde ich wieder gesund?

Wenn Sie noch ein bißchen Hoffnung in sich haben, wird sich aus diesem kleinen Funken eine wahre Lichtsäule von Hoffnung entwickeln. Und dann werden Sie auf dieser Brücke der Hoffnung dahinschreiten und Schluchten der Selbstzweifel und Ängste leichten Schrittes überwinden. Wer angstfrei ist, fällt in kein schwarzes Loch, das ist ein Gesetz des Lebens. Nur jene Menschen, die aus Angst in eine Dynamik des Fehlverhaltens geraten, könnten gefährdet sein. Unser Immunsystem wird durch das Prinzip der Psycho-Neuro-Immunologie geschwächt, wenn wir Angst haben, und es stellt sogar zum großen Teil seine Aktivität ein. Es arbeitet aber auf Hochtouren, wenn wir voller Lebenszuversicht sind und freudvoll in den Tag gehen. Diese neue Wissenschaft aus den USA wird schon seit Jahren von Dr. Simonton in der

Krebstherapie angewendet. Nach welchem Prinzip sie funktioniert und wie Sie in der Selbsthilfe die Psycho-Neuro-Immunologie anwenden können, zeigen die folgenden Kapitel auf. Machen Sie bitte aber zuerst die jetzt angebotenen Übungen zur Befreiung von der Angst. Alles, was Sie dazu brauchen, ist die nächste Seite mit dem aufgemalten Kreis und ein Pendel. Es kann auch eine Halskette mit einem Ring sein.

Anleitung zum Pendel

Lassen Sie zuerst das Pendel waagerecht schwingen. Das heißt nein. Bleiben Sie dabei völlig locker, und überlassen Sie jetzt dem Pendel seine Eigendynamik. Wenn Ihnen das Pendel, im Auftrag Ihres Unterbewußtseins, sagen will, daß die Antwort ja lautet, ändert es plötzlich seine Richtung und schwingt senkrecht.

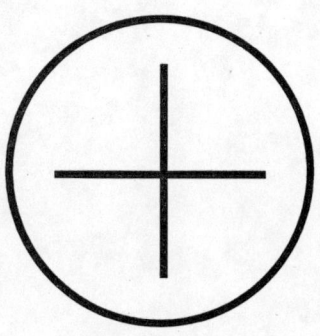

Pendelfeld mit Fadenkreuz

Fragen Sie das Pendel immer wieder, ob Sie gesund
werden.

---

*Extremer Altruismus ist ebenso eine
Krankheit wie extremer Egoismus.*

---

7. Schritt zum Gesundwerden

Verzeihen Sie sich und anderen

Lernen Sie anderen zu verzeihen, was Sie nicht verstehen können, und zu verstehen, was Sie sich selbst nicht verzeihen können. Sich selbst nicht verzeihen zu können – das ist eine der großen Giftquellen, mit denen fast jeder seine eigene Seele angreift. Ganz davon abgesehen, daß wir Menschen auf dieser Welt ständig überfordert sind, werden wir auch noch durch Faktoren beeinflußt, die uns nicht bewußt sind. Auch wenn Sie nicht an die Astrologie glauben, so sollten Sie trotzdem einmal die Probe aufs Exempel machen. Gehen Sie zu einem guten Astrologen, und lassen Sie ihn einmal in Ihrem »Schicksalsbuch« blättern. In der Fachsprache heißt das »Ephemeriden«. Das sind die Sternenkonstellationen der letzten Jahre, errechnet auf der Basis Ihrer persönlichen Daten (Geburt, Geburtsort, Geburtszeit). Sie werden staunen, was ein fremder Mensch alles über Sie weiß. Er kann Ihnen viel erzählen über Ihre »Lernprozeß-phasen«. Und das sind genau jene Momente, in denen Sie Dinge getan haben, für die Sie sich heute schämen oder die Ihnen bitter leid tun. Um das Grundprinzip unseres »Lernprozeß-Planeten« Erde

leichter vorstellbar zu machen, muß ich ein bißchen weiter ausholen, und von der geistig-seelischen Vernetzung erzählen, in der wir uns als Weltfamilie befinden. Jeder Mensch ist als Täter und als Opfer mit jedem anderen Menschen dieser Welt verbunden. Täter sind wir, wenn wir gedankenlos mitansehen, wie unsere Welt ökologisch zerstört wird und dadurch noch mehr Menschen unter Naturkatastrophen zu leiden haben. Gleichzeitig sind wir aber Opfer, weil wir uns ohnmächtig fühlen, und darunter leiden. Im engeren Kreis sind wir beispielsweise Täter, wenn wir die Seele des Partners verletzt oder vielleicht sogar aus egoistischen Gründen eine Trennung forciert haben. Opfer sind wir deshalb in gleichem Maße, weil die Lebensangst in uns dem längst schwelenden Konflikt nicht zur Lösung verhelfen konnte – ganz im Gegenteil: Unser Erfahrungspotential hat noch nicht gereicht, mit diesem Konflikt fertig zu werden. Und das läßt sich in der Astrologie als Quadratur im Partnerschafts-Haus ablesen. Natürlich kann so eine Quadratur auch anders aussehen, wenn Sie statt der Konfrontation die Duldung bevorzugen. Aber dann sind Sie noch schlechter dran, weil Sie den Lernprozeß für beide Partner unterdrücken. »Täter« und »Opfer« bleiben zusammen, leiden gemeinsam weiter und wissen eigentlich nur, daß das Leben eine Qual ist. Sollten Sie beispielsweise sich immer noch Vorwürfe machen, daß Sie einen »Wegpartner« verlassen haben, dann tun Sie sich selbst unrecht. Sie haben dies getan, weil Ihre Seele gelitten hat und weil Sie instinktiv fühlten, daß Sie beide in eine immer stärker aufkommende Negativ-Dynamik geraten.
Die Schmerzen, die Sie durch diese Trennung dem

anderen zufügten, sind die Hausaufgaben der Schule des Lebens. Der Mensch lernt nachhaltig nur durch den Schmerz und das Leid. Ist es aber nicht auf der anderen Seite eine gnädige Fügung, daß man den größten Schmerz irgendwann einmal völlig ausheilt, aber trotzdem ein Engramm (Erfahrungs-Impuls) im Gehirn speichert?

Solange wir nicht mit Vorsätzlichkeit, Habgier und Gemeinheit die Seelen und die Existenz anderer Menschen verletzen, sind wir zum großen Teil nur Akteure auf einer Bühne. Allein schon die Tatsache, daß jeder Mensch durch gewisse genetische Konditionierungen belastet ist, macht deutlich, daß jeder von uns eine ganz spezifische Mitgift auf den Weg ins Leben mitbekommen hat. Hat er ein großes Talent in irgendeinem Bereich, dann hat er gleichzeitig auch eine große Schwäche in einem anderen Bereich – also eine Achillesferse. Lernt er nicht, diese zu akzeptieren und sich zu lieben, so wird er nie seine wunderbare Begabung freudvoll erleben können, weil er an seiner diametralen Schwäche leidet. Ich selbst habe erst durch das Studium der Astrologie die Menschen zu nehmen gelernt, wie sie sind. Habe ich mich früher über einen großspurigen Menschen geärgert, so frage ich heute nach seinem Sternzeichen und bekomme meistens bestätigt, daß dieser Mensch über bestimmte Konstellationen verfügt, die ihn einfach zu seinem Imponiergehabe zwingen. Ich weiß aber auch, daß in einem großspurig wirkenden Menschen ein großmütiges Herz ruht. Das Sehen unter die Schale funktioniert eben nur, wenn man die Vielschichtigkeit menschlicher Grundcharaktere entdecken will.

Zuerst einmal muß man sich aber selbst kennenlernen, um den anderen Menschen verzeihen zu können. Und meistens verletzt uns an anderen das, was sie uns als Spiegel des eigenen Fehlverhaltens vor Augen führen.

Jeder von uns leidet an einem Verzeihungsproblem – Sie sicher auch. Ich möchte Sie eindringlich darum bitten, dieses Problem zu lösen versuchen. Dies ist einer der wichtigsten Schlüssel, um gesund zu werden – ganz gleich, mit welcher Krankheit Sie fertig werden müssen.

Einer der Hauptgründe, warum die Menschen immer weniger ihre eigenen Fehler verzeihen können, liegt an der Entmenschlichung unserer Zeit. Die Perfektion des Computers wird immer mehr zum Vorbild. Das absolut reibungslose Funktionieren im Beruf ist das selbstauferlegte Damoklesschwert einer Gesellschaft, die ganz vergessen hat, daß der Mensch arbeiten soll, um zu leben, und nicht lebt, um zu arbeiten. Das Wort Karriere würde ich am liebsten eigenhändig aus meinen ersten Wellness-Büchern ausradieren. Es setzt nämlich den völlig falschen Akzent. Es führt dazu, daß keiner mehr für erstrebenswert hält, daß Kinder in der Geborgenheit familiärer Harmonie aufwachsen. Oder daß Eheleute sich selbstlos lieben und nicht den anderen als »Lebens-Karriere-Partner« ansehen. Weil das so ist, wird das Versagen des Partners so gravierend beurteilt, woraus schon wieder ein Schuld- und Verzeihungsproblem erwächst.

Menschen haben Gott sei Dank überhaupt nichts mit Computern gemeinsam. Computer haben keine Seele und können deshalb auch nicht an Seelengiften eingehen. Sie können sich aber auch nicht durch die Kraft der Seele selbst reparieren. Computer sind nichts anderes als Speicherkapazitäten, die den Menschen dazu verleiten, technische Quantensprünge zu machen, die er weder seelisch noch moralisch begreifen kann. Es wird Zeit, daß die Verliebtheit in technische Perfektionen wieder der Liebe zur Unberechenbarkeit des Menschlichen, des Allzumenschlichen, weicht. Denn nur das macht doch das Leben interessant – und nicht die Dinge, die wir mit unserer Logik auf die nächsten Jahrzehnte vorausberechnen können.

Wenn das Leben für den Menschen kein Mysterium mehr sein darf, wird ihm die Grundlage für die Hoffnung genommen. Denn Hoffnung kommt nie aus dem Wissen, sondern nur aus den Wünschen und aus dem Erahnen.

Das Verzeihungsproblem vieler Karriere-Menschen ist die verpaßte Chance. Man hat sich etwas entgehen lassen, was unwiderruflich verloren ist. Philosophisch gesehen geht nie etwas auf dieser Welt verloren: kein Gedanke, keine Absicht, nicht einmal die Müllgifte, die wir verbrennen. Die Atmosphäre ist wie eine Glocke, die alles bindet. Auch unsere Gedanken und Absichten werden unter eine Art Glocke gebunden. Der Physiker und Nobelpreisträger Rupert Sheldrake nennt sie morphogenetische Felder. Damit ist gemeint, daß das Universum »Blaupausen« von allen Erfahrungen, Gedanken und Empfindungen anfertigt. Und daß so unser ganzes Universum nicht nur materiell-energetisch gesteuert wird, sondern auch durch die Denk- und Lebensmuster der Menschen. Alles kommt wieder zurück, wenn es abgerufen wird. Und das bedeutet, daß wir eine Chance, die wir aus unserer ureigenen Initiative entstehen ließen, immer wieder abrufen können. Eine falsche Chance, die wir sozusagen einem anderen abjagen wollten, wird immer flüchtig bleiben wie ein Schmetterling. Wir brauchen ihr deshalb nicht nachzutrauern, weil sie uns nicht gehören soll.

Dieses Beispiel läßt sich gut für geplatzte private Beziehungen anwenden.

Es gibt überhaupt keinen Grund sich selbst nicht zu verzeihen, weil man einen Partner nicht fest genug gehalten hat, obwohl man ihn sich so sehr wünschte. Dieser Wunsch-Partner hat sich für einen anderen Menschen entschieden. Und dies wohl aus gutem Grund, weil sein inneres Radar zu diesem Zeitpunkt besser funktionierte als Ihres. Er hat über seine Intuition gespürt, daß Sie beide nicht zusammengehören. Was nicht heißen soll, daß er sich gegen Sie entschieden hat, weil Sie für ihn nicht gut genug sein könnten. Das Gegenteil kann sogar der Fall sein. Vielleicht hat er gespürt, daß Sie mit Ihrer Ernsthaftigkeit und Liebe seine gewisse Unverbindlichkeit in einen jammervollen Schatten stellen. Er ist vor Ihnen geflüchtet, weil er spürte, daß es keine Übereinstimmung im Niveau Ihrer beider Seelen gab. Aber das hat Ihre Seele verletzt, weil er es Ihnen nicht gesagt hat. Er konnte es Ihnen auch gar nicht sagen. Dieser Mensch hat nur instinktiv gehandelt. Der Instinkt oder die Intuition bestimmen die meisten menschlichen Handlungen und Entscheidungen – Gott sei Dank, denn solange der Mensch die Intuition hat, wird er immer wieder das Glück haben, mit verbundenen Augen den richtigen Weg zu finden und sich eines schönen Tages für den richtigen Partner zu entscheiden. Über die Intuition lernt man, Dinge zu verstehen, die nicht in Büchern stehen und nicht über Computer ausgedruckt werden.

Das Verzeihungsproblem ist deshalb so gravierend, weil es die Seele nicht nur daran hindert, innere Lichtschwingungen aufzunehmen, sondern weil sie ähnlich wie bei einer defekten Autoelektrik die gute Energie ungenutzt abfließen läßt – so lange, bis die Batterie völlig entleert ist. Tritt dieser Zustand ein, entstehen Krankheiten wie Krebs und auch Herzinfarkte. Die Selbstheilungsenergie ist aufgebraucht, und die zellbiologische Zerstörung kann ungehindert fortschreiten. Deshalb kann eine physiologische Therapie nur funktionieren, wenn auch die Selbstheilungskräfte aus der Seele wieder aktiviert werden können. Ohne Verzeihen geht das aber nicht, weil das Gegenteil von Verzeihen der Haß ist. Und Haß ist das Gegenteil von Liebe. Auf einen einfachen Nenner gebracht, ist Liebe das beste Heilmittel. Nur der Weg dorthin ist ein Weg der vielen Schritte.

Aktive Übungen zum Verzeihen

Was Sie sich endlich selbst verzeihen sollten:

1. Vermeintliches eigenes Fehlverhalten in meinem Privatleben

(Bitte Namen aufschreiben)

_____

_____

_____

_____

Wenn Sie jetzt alle wichtigen Namen vor sich sehen, sprechen Sie bitte die folgenden Affirmationen (Bejahung) zur Verzeihung.

Ich verzeihe mir aus ganzem Herzen.
Und hoffe, daß du es auch tust.
Alles Gute für dich.

Was Sie sich endlich selbst verzeihen sollten.

2. Vermeintliches eigenes Fehlverhalten in meinem Berufsleben

(Bitte Namen oder Ereignisse aufschreiben)

_____

_____

_____

_____

Wenn Sie jetzt alle Erinnerungen vor sich sehen, sprechen Sie bitte die folgenden Affirmationen zur Verzeihung.

Ich verzeihe mir aus ganzem Herzen, daß ich meine eigenen beruflichen Erwartungen nicht erfüllt habe.

Was Sie sich endlich selbst verzeihen sollten.

3. Vermeintliches eigenes Fehlverhalten gegenüber meinen Eltern, meinen Mitmenschen

(Bitte Namen aufschreiben)

_____

_____

_____

_____

Sprechen Sie bitte jetzt die folgenden Affirmationen zur Verzeihung.

Ich verzeihe mir von ganzem Herzen, daß ich euch verletzt habe. Ich hoffe ihr verzeiht mir auch.

Was Sie endlich anderen verzeihen sollten:

4. Diese Menschen haben meine Seele tief verletzt

(Bitte Namen aufschreiben)

_____

_____

_____

_____

Sprechen Sie nun bitte folgende Affirmationen zur Verzeihung.

Ich verzeihe euch aus ganzem Herzen und wünsche euch alles Gute für die Zukunft.

_____

*Wer zum Kämpfen bereit ist,
glaubt auch an den Sieg.*

_____

8. Schritt zum Gesundwerden

Gehen Sie gegen die Hoffnungslosigkeit an

Der Glaube an die Genesung kann nicht wirken, wenn man das Leben selbst als hoffnungslos empfindet.

Das Unterbewußtsein kann nicht unterscheiden, ob sich Ihre Hoffnungslosigkeit auf das Leben bezieht oder auf Ihre Krankheit. Das Gute, Heilende im Sinne von Psycho-Neuro-Immunologie wird eliminiert durch negative Gedanken in bezug auf den Sinn Ihres Lebens.

Aus esoterischer Sicht würden Sie jetzt vom Schicksal dazu aufgefordert, eine der Hauptursachen für Ihre Erkrankung zu beseitigen. Wer das Leben an sich als sinnlos empfindet, der hat, ohne es zu wissen, eine Programmierung gegen das Leben geschaffen – gegen *sein* Leben. Kein Wunder, daß eine schwere Krankheit folgen muß. Es ist nichts als die Entsprechung des eigenen Wunsches, die Sinnlosigkeit Leben nicht länger ertragen zu müssen. Gibt es einen besseren Beweis dafür, daß jeder selbst der Urheber seines Schicksals ist? Und es gibt auch keinen besseren Beweis dafür, daß uns die Schöpfung immer wieder verzeiht, wenn wir durch Kleinmütigkeit getrieben Fehler machen, mit denen wir uns selbst zerstören.

Es sei denn, man findet rechtzeitig heraus, daß man sich falsch programmiert hat. Erst wenn man im Begriff ist zu spüren, daß man sein Leben verlieren könnte, entdeckt man, wie wertvoll es ist. Wer dann eine Kurskorrektur einschlagen will, muß ein bißchen mehr tun, als nur zu sagen: »Ich will wieder leben«, oder: »Ich empfinde das Leben nicht als sinnlos.« Das Unterbewußtsein will jetzt Beweise, um die Bereitschaft entwickeln zu können, die falsche Programmierung wieder aufzulösen. Jetzt ist es an Ihnen, sich selbst zu beweisen, daß das Leben einen Sinn hat. Daß Sie in diesem Leben einen wertvollen Beitrag leisten können, der Sie ganz und gar ausfüllt. Sie merken schon, daß der Akzent mehr auf dem ideellen Sein liegt, nicht auf dem kommerziellen. Den kommerziellen Weg kennen Sie ja, und der scheint Sie nicht befriedigt zu haben.

Wer den Sinn seines Lebens im Egoismus verankert, trocknet sich seelisch selbst aus, ohne daß er es weiß. Das rein egoistische Lebensprinzip, und somit das kommerzielle, ist ganz auf das Nehmen ausgerichtet und nicht auf das Geben. Zur Aufladung der Seele mit neuer Energie ist das Geben notwendig. Einfacher ausgedrückt: Nur wer die Menschen liebt, liebt in Wirklichkeit sich selbst und kann den Seelenenergie-Dynamo in Schwung bringen. Das Prinzip Liebe soll in Zukunft der Mittelpunkt Ihres Lebens werden. Auf diesem Weg werden Sie immer gesund und lebensfroh bleiben. Das materialistische Prinzip ist seelenlos und kalt und führt zwangsläufig zur eigenen inneren Erhaltung. Nur so ist es möglich, daß Menschen, die über Geld und Macht verfügen, so angstvoll ihren Besitz umklammern. Mit jeder Million steigt die Lebensangst um ein Megafaches. Irgendwie spüren diese Leute, daß sie sich vom Energiestrahl göttlicher Zuwendung abgekoppelt haben und ganz auf sich allein gestellt sind. Dieser Verlust an »göttlicher Führung« hat dann sehr oft zur Folge, daß diese Menschen in eine Orientierungslosigkeit geraten und ihren wertvollen Besitz verlieren. Dieser Ablauf vollzieht sich auch schon in kleineren Dimensionen. Menschen, die aus Lebensangst in sogenannten gesicherten Positionen Arbeiten verrichten, die ganz und gar gegen ihr Talent und gegen die Wunschträume aus der Kindheit gerichtet sind, verkümmern.

In meinem Buch »Das zweite Leben ab 40« habe ich einen klaren Weg aufgezeigt, wie man selbst in der Mitte des Lebens noch einmal von vorn beginnen kann. Aber dann muß man das Richtige tun, nämlich das, was man schon immer von ganzem Herzen tun wollte. Und nicht das, was einem die Eltern oder ein sogenannter guter Freund aus Vernunftsgründen geraten hat. Vernünftig ist selten das, was nahe liegt, sondern das, was der Mensch in sich trägt, wofür er von seinem Schöpfer bestimmt war. Jeder Mensch hat eine einzigartige Bestimmung für sein Leben in dieser Welt. Ein astrologisches Profil verdeutlicht dies selbst verstandesorientierten Menschen, die auf Gefühle nichts geben. Jeder der Milliarden Menschen auf dieser Welt hat eine andere Genstruktur, ein anderes astrologisches Profil, und seien die Abweichungen noch so fein. Ein guter Astrologe kann Ihnen den Weg in die Schatzkammern Ihrer verborgenen Talente und Ambitionen weisen. Als ich zum erstenmal in meinem Leben damit konfrontiert wurde, war ich regelrecht erschüttert, wie wenig ich bisher aus meinem Leben gemacht hatte. Talente brachliegen zu lassen ist eine der großen Sünden gegen seinen Schöpfer und gegen sich selbst. Und auch den Mitmenschen gegenüber, die Ihr Talent ja brauchen, um in irgendeinem Bereich ihres Lebens besser voranzukommen. Warum es heutzutage so schwierig geworden ist, Ethik und Überlebensfähigkeit auf einen Nenner zu bringen, liegt an der offensichtlichen Zerstörung unserer Umwelt. In den sechziger Jahren, als wir alle noch nicht wußten, was wir mit der industriellen Welle anrichten, konnte man noch ohne großen »inneren Kampf« zum angebotenen Industrie-Job greifen, wenn er Spaß machte. Und mir hat mein Job als Werbetexter und Unternehmensberater sehr viel Spaß gemacht, weil ich das kreative Kind in mir voll ausleben konnte. Und obendrein wurde ich auch noch fürstlich bezahlt. Aber im Laufe der Jahre begann das »universelle Wissen« mein Unterbewußtsein zu traktieren. Immer seltener gelang es mir, einen Sinn in meiner Tätigkeit zu finden, weil ich ja für die Verbreitung von Produkten sorgte, die menschen- und umweltfeindlich waren. Ich war der verlängerte Arm von Interessengruppen, die nur ein Ziel kannten, nämlich ihre Profite möglichst zu steigern.

Wie ich schon schilderte, bekam ich vom Schicksal einen ordentlichen Böller vor den Bug, damit ich endlich aufwachte. In guter Gemeinschaft mit anderem Fehlverhalten, stand ich vor einem Berg von Problemen, die gelöst werden mußten. Gott sei Dank, daß ich damals auf meine innere Stimme hörte und einen ganz neuen Weg einschlug. Ich war so konsequent, daß ich wirtschaftlich in den ersten Monaten echte Not zu leiden hatte, aber interessanterweise nur solange ich an der »göttlichen Führung« zweifelte. In dem Moment, in dem ich mich ganz der geführten Inspiration überließ, traf ich plötzlich die richtigen Entscheidungen. Meine neue berufliche Entwicklung ging mit schnellen Schritten voran, so daß auch meine finanzielle Notlage bald ausgestanden war. Daß ich dafür schwer arbeiten mußte, sollte nicht verschwiegen werden, damit nicht der Eindruck entsteht, die vielen, phantastischen esoterischen Märchen, die besagen, daß man nur glauben müsse, und die gebratenen Hähnchen kämen zum Fenster herein geflogen, könnten in der Realität bestehen.

Sich an die göttliche Führung ankoppeln heißt nichts anderes, als entscheidungssicher zu werden, keine Angst mehr vor der eigenen Initiative zu haben und mutig das Leben in die Hand zu nehmen. Die meisten Menschen sind nur Spielbälle von Ereignissen, die ihr Leben bestimmen und verändern. Das sollte für Sie vorbei sein, weil Sie ja Ihr ureigenes Ziel vor Augen haben und verfolgen. Es gibt eine Technik, die hilft, ein Ziel nicht aus den Augen zu verlieren, obwohl jeden Tag irgendein Mensch auf bewußte oder unbewußte Weise versucht, Sie von diesem Ziel abzubringen. Und daran ist man selten ganz unschuldig. Der Selbstzweifel nagt, die Unsicherheit kommt auf wie ein plötzlicher Schnupfen, und man versucht Bestätigung zu bekommen. Da aber kein Mensch so denken und fühlen kann wie Sie, wird er Ihr Vorhaben aus seiner subjektiven Sicht beurteilen. Ich selbst mußte mich eines Tages durch eine junge Frau, mit der ich gut befreundet war, über diese Problematik belehren lassen. Sie gab mir durch ihr Verhalten eine Lektion mit auf den Weg, die ich so schnell nicht vergaß. Als ich eines schönen Tages erfuhr, daß sie in einen verheirateten Mann verliebt war und unter den ständigen Wechselbädern von Trennen und Treffen Qualen zu erdulden hatte, versuchte ich, ihr diesen Mann auszureden. Ich machte ihr klar, daß das Einmischen in eine Zweierbeziehung eine unethische Sache sei, die nie gutgehen könne. Doch Anita wollte davon nichts hören und sagte immer nur: »Ich weiß, alles wird gut.« Ich schaffte es durch Bachblüten und durch ein Training des positiven Denkens, daß Anita wieder arbeiten konnte. Sie war sogar bereit, ihren geliebten Rainer loszulassen, so wie ich es ihr geraten hatte. Aber sie war nicht bereit, eine neue Beziehung zu einem anderen Mann einzugehen. Anita lebte drei Jahre allein und konzentrierte sich voll und ganz auf ihren Beruf, in dem sie endlich Erfolg hatte. Eines Tages rief sie mich an, um mir freudig mitzuteilen, daß sie Rainer getroffen habe. Er wäre seit einem viertel Jahr geschieden und würde sie noch immer lieben.

Anita hat zwei Dinge richtig gemacht. Sie hat ihr Ziel kurzfristig aufgegeben, es aber nie ganz aus den Augen verloren.

Mentaltechnik zur Zielfixierung

1. Formulieren Sie Ihr Ziel auf ein Blatt Papier, das Sie an die Wand hängen. Und zwar so:

Wunsch: Ich möchte Gärtnerin werden!

Begründung: Weil ich mich zu Blumen hingezogen fühle und weil ich ein Gespür für Farben und Arrangements habe.

2. Was muß ich tun, um dieses Ziel zu erreichen? Schreiben Sie alles auf, was Sie tun könnten, um an dieses Ziel durch Ausbildung zu kommen.
Schule ...
Praktikum ...

3. Wann kann ich dieses Ziel realistischerweise erreichen ...

4. Wie teuer kommt mich eine Umschulung?
Wer hilft mir dabei?

5. Wann ist es sinnvoll, den alten Beruf zu verlassen und mit der Umschulung zu beginnen?
Faktor Geld ...
Faktor Gesundheit ...

6. Sollte sich die Realisierung Ihres Zieles verzögern, so ist es ganz wichtig, dieses Ziel fest im Herzen zu verankern. Sozusagen als Herzenswunsch.

7. Reden Sie mit möglichst wenigen Menschen darüber, weil viele versuchen werden, Ihnen Ihr Ziel auszureden.

8. Beginnen Sie, mit kleinen Schritten an diesem Ziel zu arbeiten: Bücher lesen, Objektstudien. Dies schafft eine verstärkte Verankerung in Ihrem Unterbewußtsein.

9. Versuchen Sie den alten, nicht mehr geliebten Beruf langsam ausklingen zu lassen. Wenn Sie spüren, daß es gar nicht mehr geht, jobben Sie lieber als Zwischenlösung.
Es ist so wie mit einer Partnerschaft. Wenn das innere Feuer erloschen ist, geht nichts mehr.

10. Machen Sie jeden Tag eine mentale Übung:
Visualisieren Sie, wie Sie in Ihrem neuen Beruf arbeiten und dabei Erfolg haben. Stellen Sie sich das Erfolgserlebnis richtig vor. Man nennt so etwas präjudizieren, der Zeit vorausgreifen.

11. Versuchen Sie, Menschen kennenzulernen, die in Ihrem neuen Beruf tätig sind. Lernen Sie aus einer lockeren Fachsimpelei, ohne den willfährigen Schüler und Anfänger zu spielen. Je früher Sie ganz selbstbewußt ein Zugehörigkeitsgefühl entwickeln, desto schneller werden Sie die Lern- und Übergangszeit bewältigen.

Wer mit einer Vision lebt,
wird auch von ihr getragen.

---

9. Schritt zum Gesundwerden

Programmieren Sie die privaten und beruflichen Chancen

Mittlerweile wissen Sie ja längst, daß Ihre Zukunft eine gute Chance hat, egal wie krank Sie sind. Sie haben jetzt Freunde und Helfer an Ihrer Seite, die Sie auf ungewöhnliche Weise stark machen.

Sie fangen jetzt an, das positive Denken in die Tat umzusetzen. Die Zeit der Unsicherheit und des Zweifels weicht einer klaren inneren Vision vom Erfolg Ihrer Genesung. Und das heißt gleichzeitig, daß Sie jetzt langsam anfangen sollten, die Zukunft zu programmieren. Denn das ist ein wichtiger Teil der Psycho-Neuro-Immunologie. Sie wissen ja, daß alles, was Menschen erschaffen, zuerst aus dem Denken kommt. Und daß jene Menschen am erfolgreichsten sind, die die Kraft dazu haben, Brücken zu bauen zwischen der Feinstofflichkeit einer Idee und der Grobstofflichkeit ihrer materiellen Umsetzung. Alles was man heute anfassen kann, ist gestern im Kopf eines Menschen entstanden. Und Sie sind jetzt der Architekt Ihres neuen Lebens, in dem Sie ganz logisch vorgehen. Zuerst einmal sollten Sie herausfinden, was Sie von ganzem Herzen wünschen. Das ist ganz wichtig. Vielleicht sind Sie deshalb krank geworden, weil Ihr Beruf nie eine Berufung für Sie war oder weil Sie in der letzten Zeit einfach keine Freude mehr daran finden konnten. So ist es kein Wunder, daß auch die Leistungen nachgelassen haben. Und nicht nur das — Ihr Unterbewußtsein hat längst das Kapitel Beruf als zukunftslos eingeordnet. Nur sie wollten es mit Ihrem Wachbewußtsein noch nicht wahrhaben und haben es sicher auch verdrängt. Nach dem Motto: Es wird schon werden.

Jetzt ist der beste Zeitpunkt, Ballast abzuwerfen und Neues mit Ihrem Denken zu erschaffen. Das heißt konkret: Lösen Sie sich innerlich von dem, was Sie krank gemacht hat, und lassen Sie los. Gleichzeitig, damit nicht das Gefühl eines Vakuums entsteht, muß eine neue berufliche Zukunft geistig vorbereitet werden. Das ist weniger schwierig, als Sie denken. Fragen Sie sich jetzt nicht, womit Sie das meiste Geld verdienen könnten, sondern womit Sie die meiste Lebensfreude hätten und wofür Sie am meisten talentiert wären. Ich gebe Ihnen eine kleine astrologische Hilfe, die zwar sehr pauschal ist, aber trotzdem eine gute Orientierungshilfe sein kann:

Steinbock:
Kann gut organisieren, hat hervorragende administrative Fähigkeiten.
Ideale Berufe: Makler, Agent, Reisebürokaufmann, Kaufmann, Sekretariat, Finanzverwaltung, Computer.

Wassermann:
Kontaktfähig wie kaum ein anderes Zeichen. Sprach-

begabt und Spaß am Umgang mit Menschen. Ideale Berufe: Journalist, Korrespondent, Übersetzer, Reiseleiter, Verkauf und Akquisition.

Fische:
Besonders gut geeignet für künstlerische Berufe, verfügt über Intuition und Kreativität.
Ideale Berufe: Fotograf, Graphiker, Maler, Designer, Mode-Designer, Koch, Krankenpflegeberufe.

Widder:
Starkes Durchsetzungsvermögen, Durchstehvermögen und Führungs-Qualitäten.
Ideale Berufe: Chef, Abteilungsleiter, Manager, Mitarbeiter-Trainer, Organisator, Arzt.

Stier:
Gutes Verhältnis zum Geld, starkes Durchsetzungsvermögen, Organisationstalent.
Ideale Berufe: Techniker, Computer-Fachmann, selbständige Kosmetikerin, Steuerberater, Anlageberater, Bankkaufmann, Leasingunternehmer.

Zwillinge:
Das vielseitigste Sternzeichen. Stets offen für alles Neue, unglaublich flexibel.
Ideale Berufe: Versicherungsmakler, Seminarleiter, Akquisiteur, Verkäufer, Werbeberater, Reiseleiter, Hotelfachmann.

Krebs:
Der Idealist unter den Sternzeichen. Ungewöhnlich kreativ, selbständig und vielseitig.

Ideale Berufe: Das absolute Karriere-Sternzeichen für künstlerische Berufe: Werbung, Schriftstellerei, Film, Graphik, Mode, Kunst und Kommunikation. Krebse sollten sich selbständig machen, da sie keinerlei Bevormundung ertragen können.

Löwe:
Gute Fähigkeit der Selbstdarstellung. Hat gute Voraussetzungen für Teamführung und für den Verkauf. Ideale Berufe: Manager, Hotelkaufmann, Personalberater, Außendienstverkäufer, Redakteur, Journalist.

Jungfrau:
Außerordentlich zuverlässig, sehr exakt und stets in der Lage, den Überblick zu bewahren. Ein Ordnungsgenie.
Ideale Berufe: Verwaltung, Buchhaltung, Management, Sozialberufe, Steuerberatung, Versicherungswesen, Bankkaufmann, Diätassistentin, Architekt, medizinisch techn. Assistentin, Arzt, Heilpraktiker, Jurist.

Waage:
Diplomatisch wie kaum ein anderes Sternzeichen. Kann Menschen führen und zusammenführen. Muß immer mit Menschen zu tun haben.
Ideale Berufe: Diplomat, Personalberater, Eheberater, Lebensberater, Kosmetikerin, Animateur, Seelsorger, Krankenpfleger, Masseur.

Skorpion:
Kann eigentlich alles, weil der Skorpion sowohl mediale Fähigkeiten hat als auch den Sinn für die prak-

tische Durchsetzungsfähigkeit. Vor allem ein Zeichen, das über außergewöhnlichen Mut und Fatalismus verfügt.
Nicht umsonst sind viele Feuerwehrleute Skorpione. Ebenso Ärzte, Wissenschaftler und Unternehmer.

Schütze:
Den Schützen zieht es vor allem immer ins Ausland. Berufe, die mit Reisen verbunden sind, wären ideal. Ansonsten ist der Schütze erfolgreich in jenen Berufen, die mit managen und organisieren zu tun haben.

Daß jede Veränderung im Beruf Mut und Energie erfordert, ist unbestritten. Aber niemand kann mir erzählen, daß ausgerechnet er nicht dazu in der Lage sei. Ich habe durch die vielen Begegnungen mit Menschen schon die unglaublichsten Beispiele von sogenannten Neuanfängen erlebt. So habe ich beispielsweise in einer Kneipe einen Mann kennengelernt, der auf den ersten Blick wie ein Rocker auf mich wirkte. Im Gespräch stellte sich jedoch heraus, daß ich es mit einem ausgesprochen intelligenten Gesprächspartner zu tun hatte. Was mich besonders verblüffte, war seine Lebensgeschichte. Jürgen, sechsundzwanzig Jahre alt, hat eine Metzgerlehre absolviert. Die drei Lehrjahre waren für ihn qualvoll, weil er an der Eintönigkeit und Stumpfheit dieses Berufes litt. So beschloß er, nach der Gesellenprüfung noch einmal ganz von vorn zu beginnen. Da er sich schon immer für das Bank- und Anlagewesen interessiert hatte, beschloß er kurzerhand, Anlageberater zu werden. Die Banken sagten aber alle ab, als sich der gelernte Metzger um eine Stelle bemühte. Seinem inneren

Glauben folgend, ließ er trotzdem nicht mehr los von seinem Ziel und besuchte Fortbildungskurse. Er bezahlte diese sogar aus eigener Tasche. Nach einjährigem Selbststudium hatte Jürgen das sichere Gefühl, jetzt in die Praxis als Berater einsteigen zu können. Mutig, wie er war, machte er sich gleich selbständig. Schon zwei Jahre nach Gründung seiner Consulting-Firma konnte er schwarze Zahlen für sich verbuchen. Auf meine Frage, ob er in der Lederjacke bei den Kunden ankäme, lachte er. Nein, die wäre nur seine Freizeitkleidung. Als Berater käme nur ein standesgemäßes Outfit in Frage: Anzug und Schlips.

Sollte ich mich zu einer weiteren Lebensversicherung zur Abdeckung meiner Altersversorgung entschließen, würde ich mich von Jürgen beraten lassen. Dieser Mann strahlte so viel Begeisterungsfähigkeit und Ehrlichkeit aus, daß mich seine Lederjacke gar nicht störte. Ich habe mir seine Visitenkarte eingesteckt und mich über eine so wertvolle menschliche Begegnung gefreut.

Mindestens so verblüffend ist die Lebensgeschichte von Wolfgang Müller, der mit seiner innovativen Dynamik die Grundlagen schuf, daß die Subliminal-Technik auch in Deutschland ihren Siegeszug antreten konnte, nachdem bereits in Amerika schon seit Jahren große Erfolge in der unterschwelligen Heilsuggestion erzielt wurden. Wolfgang Müller ist ein Individualist, der in kein Büro und schon gar nicht in einen Gerichtssaal passen würde. Ich sage das deshalb, weil dieser Selfmademan zuerst Jura studierte, aber kurz vor dem Examen die Lust an diesem Beruf verlor. Statt weiter zu studieren, eröffnete er einen vegetarischen Imbißstand. Dieser Zwischenstopp brachte zwar kein Glück und sollte auch nicht der Weg für die Zukunft sein, aber er half, so sieht es Wolfgang Müller heute selbst, die Individualität ohne Angst heranzubilden. Erst als die Begegnung mit der Esoterik stattfand, hatte dieser Mann seine Zukunftsvision vor Augen. In Amerika kam er mit Subliminal in Berührung und erkannte sofort die Möglichkeiten der sanften Heilung und Hilfe für den zivilisationsgeschädigten Menschen unserer Tage. Heute sieht sein Karriereweg wie ein »Spaziergang« aus. Wer jedoch ein bißchen die Mentalität unserer lieben Landsleute kennt, der weiß, daß alles, was neu ist, eigentlich unterbewußt abgelehnt wird. Um so mehr ist Wolfgang Müllers Lebensweg für mich ein Beweis, daß man allen Widerständen zum Trotz Erfolg haben kann, wenn man an sich und an seine Idee glaubt. Und wenn Sie das auch tun, dann geht es Ihnen wie Friedrich P., der bis zu seinem dreißigsten Lebensjahr Opernsänger war und mit vierzig Jahren Schriftsteller wurde: Er hat Erfolg, und in keiner Sekunde seines Lebens bereut er, daß er mutig war und die Kraft aufgebracht hat, schwere und entbehrungsreiche Jahre zu überstehen.

1. Chance: Im Beruf mehr Erfolg haben und mehr Geld verdienen

Finden wir heraus, warum Sie bisher keinen Erfolg hatten.

Diese Selbstanalyse hat nur einen Sinn, wenn Sie absolut ehrlich zu sich selbst sind. Haben Sie keine

Angst vor Ihren Fehlern. Bedenken Sie, daß der Weg zum Erfolg nichts anderes ist als das Überwinden von Schwächen.

Ich bin für meinen Arbeitsplatz ausreichend qualifiziert.
Ja   Nein

Ich kann mich mit meiner Arbeit voll identifizieren.
Ja   Nein

Ich bin bereit, für einen beruflichen Aufstieg Opfer zu bringen. Zum Beispiel, eine Abendschule zu absolvieren.
Ja   Nein

Ich bin im Umgang mit Kollegen und Kunden immer sachlich und freundlich. Ich stehe loyal hinter meinem Chef.
Ja   Nein

Ich bin in der Lage, meine Ansprüche auf mehr Verantwortung und mehr Geld selbstbewußt geltend zu machen.
Ja   Nein

Ich bin in der Lage, vorübergehende private Probleme aus dem beruflichen Leben herauszuhalten.
Ja   Nein

Ich lebe gesund genug, um beruflichen Streß ertragen zu können.
Ja   Nein

Ich bin sicher, daß mein Beruf der Gesellschaft etwas Positives bringt und ihr nicht schadet.
Ja   Nein

Das Unternehmen, für das ich arbeite, ist seriös und stellt auch seriöse Produkte her.
Ja   Nein

Bin ich geübt in Fairneß?
Ja   Nein

Bin ich ehrgeizig?
Ja   Nein

Kann ich notfalls auch verzichten?
Ja   Nein

Der Wind, der heutzutage einem Berufstätigen ins Gesicht bläst, ist schärfer geworden. Einer der Hauptgründe ist der, daß in vielen Branchen ein relativ hoher Sättigungsgrad herrscht. Der Wettbewerb schafft ein Klima der Hochspannung. So etwas überträgt sich bis auf die kleinste Position in einem Unternehmen. Denn jene Firmen, die die meisten Fehler machen, bleiben auf der Strecke – Fehler im Angebot, in der Preiskalkulation, im Lieferservice, in der Selbstdarstellung, in der Administration und der innerbetrieblichen Führung. Die Anforderungen werden also auch an den einzelnen Mitarbeiter höher. Die Zeit ist vorbei, in der man noch mit Charme und Chic Karriere machen konnte, darüber sollten Sie sich im klaren sein, wenn Sie den Fragebogen bewerten. Nur wenn Sie jede Position mit ja beantworten können, haben Sie sich längst die Karriere verdient. Wenn Ihr Chef dies nicht so sieht, dann bleibt nur noch die Trennung und ein Neuanfang bei einer anderen Firma.

Wenn Sie jedoch des öfteren mit nein antworten mußten, ist es auch nicht schlimm. Positives Denken hilft Ihnen, Ihre Einstellung zu ändern – vorausgesetzt, daß Sie es wirklich wollen.

So führen Sie eine Selbstkorrektur mit Hilfe Ihrer Intuition durch

Nehmen wir zum Beispiel das Thema Selbstvertrauen. Wie kann man so etwas langsam aufbauen, ohne daß man Einbrüche erlebt, die einen wieder weit zurückwerfen? Mangelndes Selbstvertrauen ist in erster Linie die Folge von einem Defizit an Erfolgserlebnissen.

Und jetzt beißt sich die Katze in den Schwanz. Sie haben keinen beruflichen Erfolg, weil Sie aufgrund zu seltener Erfolgserlebnisse unter mangelndem Selbstvertrauen leiden. Diesen Teufelskreis kann man leicht durchbrechen. Suchen Sie sich die Erfolgserlebnisse woanders. Zum Beispiel, indem Sie eine Abendschule durchziehen, indem Sie sich für irgendeine Umweltorganisation stark machen und dort aktiv mitarbeiten. Lassen Sie erst mal von Ihrem Karrieretrip los, um ganz woanders Bestätigung und Anerkennung aufzutanken. Wichtig ist vor allem, daß Sie das richtige Betätigungsfeld finden. Das intuitive Radar zeigt Ihnen den Weg. Sie brauchen nur Ihrem

Gefühl zu folgen und jenes Engagement auszuwählen, das Ihnen am meisten am Herzen liegt. Vielleicht wollten Sie sich immer schon mal mit geistig behinderten Kindern beschäftigen? Machen Sie einmal in der Woche mit so einem Kind einen Ausflug. Sie können sich nicht vorstellen, welche Kraft und Energie auf Sie zurückfließt und auf wunderbare Weise Ihr Selbstbewußtsein aufbaut.

Entscheidend ist, daß Sie bei der Umwandlung vom Nein ins Ja nicht kopflastig vorgehen. Stellen Sie Ihrem Verstand die Intuition zur Seite.

Wenn Sie das schon immer gemacht hätten, wären Sie ja weiter. Das bestätigt, daß reine Kopflastigkeit für den Erfolg nicht ausreicht.

2. Chance: Endlich den Traumberuf ergreifen

Finden Sie heraus, ob Sie reif dafür sind, den steinigen Weg des Berufswechsels auf sich zu nehmen, um den Traumberuf auszuführen.

Meine berufliche Tätigkeit macht mir noch Spaß.
Ja   Nein

Mein Beruf ist ein sinnvoller Beruf.
Ja   Nein

Mein Beruf geht mir leicht von der Hand.
Ja   Nein

Mein Beruf hat Zukunftsaussichten.
Ja   Nein

Mein Beruf vermittelt mir Lebensfreude.
Ja   Nein

Mein jetziger Beruf ist mein Traumberuf.
Ja   Nein

Ich kann mir gut vorstellen, diesen Beruf noch zwanzig Jahre auszuüben.
Ja   Nein

Ich bin noch gesund genug, um meinen Beruf auch in Zukunft ausüben zu können.
Ja   Nein

Ein Nein genügt eigentlich schon, um zu wissen, daß Sie reif sind für den Berufswechsel. Wir Deutschen tun uns da grundsätzlich etwas schwerer als beispielsweise die Amerikaner. In den USA ist es genauso selbstverständlich, des öfteren den Wohnsitz zu wechseln wie den Beruf. Eine gute Voraussetzung, um in schwierigen Zeiten rechtzeitig eine Sackgasse zu verlassen und den Wagen wieder flott zu bekommen. Auf der anderen Seite sollte man wohl unterscheiden zwischen einem neuen Job und einem neuen Beruf. Bei uns wird man sogar vom Arbeitsamt unterstützt, damit man eine Umschulung finanzieren kann. Der entscheidende Punkt ist, daß Sie einen neuen Beruf für sich erwählen, der einerseits förderungswürdig ist und andererseits Ihren Vorstellungen von einem Traumberuf nahe kommt. Sie sollten unbedingt Ihre Talente und Neigungen einbringen können. Nur dann werden Sie Erfolg haben. Und Sie werden jene Begeisterung aufbringen, die notwendig ist, um die harte Zeit der Umschulung durchzustehen – und zwar mit Lebensfreude und guten Ergebnissen. Die Fehler, die wir alle in der Schule gemacht haben, dürfen uns bei einer Umschulung nicht passieren. Denn jetzt wissen wir, daß wir für das Leben lernen und nicht für die Schule.

Wie Ihnen die Intuition helfen kann, den richtigen, neuen Beruf zu finden.

Treffen Sie eine straffe Auswahl der in Frage kommenden Möglichkeiten.
Entscheidend ist jetzt, herauszufinden, ob Sie auch in zehn oder sogar zwanzig Jahren mit diesem neuen Beruf glücklich sein könnten.

Versuchen Sie sich folgendes vorzustellen:

● Könnte dieser Beruf auch in zwanzig Jahren noch spannend und anregend sein?

● Könnte ich diesen Beruf auch in zwanzig Jahren noch bewältigen?

● Könnte dieser Beruf auch in zwanzig Jahren noch in ein umweltbewußtes Weltbild passen?

● Könnte dieser Beruf langfristig für meine Partnerschaft günstig sein?

● Könnte dieser Beruf jene Talente in mir fördern, die bislang brachgelegen haben?

● Könnte dieser Beruf auch meine finanzielle Situation verbessern, damit ich im Alter keine Sorgen habe?

● Verschafft dieser Beruf auch Anerkennung?

● Würde ich mich mit diesem Beruf sogar selbständig machen?

● Verleiht mir der Gedanke daran das Gefühl, die Welt aus den Angeln heben zu können?

Stellen Sie diese Fragen bei jedem neuen Beruf, den Sie in Betracht ziehen. Meditieren Sie, indem Sie sich die Zukunft mit jedem Beruf ausmalen. Legen Sie dann eine Pause von einer Woche ein, in der Sie an ganz andere Dinge denken. Spätestens danach wissen Sie plötzlich, welche Alternative der Traumberuf für die Zukunft ist.

3. Chance: Den Traumpartner finden

Werfen Sie endlich jene Suggestionen ab, die Ihnen das Glück in der Liebe vereiteln.

Der Mensch ist weitgehend selbst der Gestalter seines Glücks. Das trifft in der Liebe ebenso zu wie im Beruf.
Warum ist es vor allem in mittleren Jahren so schwie-

rig, die Flügel wieder auszubreiten und sich zu einem neuen Glück aufzuschwingen? Mit zwanzig waren wir zwar naiver, aber dafür nicht so abgeklärt und so ängstlich verkrampft. Das, was uns auf die Erde drückt, ist der Ballast der Negativsuggestionen, den wir mit uns herumschleppen.

Davon kommt Ihnen sicher einiges bekannt vor:

> Ich habe grundsätzlich kein Glück.
> Ich fühle mich zu alt für die Liebe.
> Wenn ich wieder so aussehen würde wie damals, dann hätte ich noch Chancen.
> Ich bin zu kompliziert für eine Partnerschaft.
> Meine letzte Enttäuschung hat mir in Sachen Liebe den Rest gegeben.
> Ich komme einfach nicht an, sonst hätte ich ja schon längst den Traumpartner.
> Ich weiß gar nicht mehr, wie man flirtet.

Diese und andere Suggestionen haben wir wie ein imaginäres Brett vor unser Unterbewußtsein genagelt, damit ja keine positiven Aspekte aufkommen. Das Brett könnte auch die Aufschrift Angst tragen. Die vielen Erinnerungen an negative Erlebnisse in der Liebe sind der Nährboden, auf dem diese Angst wächst. Ihr »Vertrauen zu Amor« ist völlig abhanden gekommen. Nicht mal die positive Visualisierung klappt mehr, oder können Sie sich, wenn Sie solche Gedanken hegen, vorstellen, mit einem lieben Menschen auf einer Bank zu sitzen und ihn innig zu umarmen. Man wirft die Flinte ins Korn, bevor die Jagd überhaupt begonnen hat. Aus diesem Teufelskreis der Negativsuggestionen müssen Sie heraus.

Es nützt aber nichts, diese Suggestionen einfach um-zudrehen und sich einzureden, daß man statt unat-traktiv wahnsinnig attraktiv aussieht. Das Unterbe-wußtsein läßt sich nicht belügen. Schließen Sie des-halb mit ihm den Pakt des ehrlichen Vertrauens. Das intuitive Radar hilft Ihnen dabei.

Fragen Sie mal Ihr Unterbewußtsein, warum es glaubt, daß Sie vielleicht unattraktiv sind.

Es könnte Ihnen die Antwort geben, daß Sie zu dick sind und endlich abspecken sollten.
Es könnte Ihnen die Antwort geben, daß Sie Ihren Mangel an Streicheleinheiten durch Alkohol kompen-sieren, und dadurch älter aussehen, als Sie müßten.
Es könnte Ihnen die Antwort geben, daß Sie sich aus der Resignation heraus schlicht und einfach vernach-lässigen.
Setzen Sie jetzt Ihre Erkenntnisse in eine Reaktion um: Schreiten Sie zur Tat. Denn es nützt wirklich nichts, sich dünn zu reden. Sie müssen ganz einfach Ihre Lebensweise umstellen.
Schon innerhalb eines halben Jahres können Sie um Jahre jünger aussehen, wenn Sie nach den Wellness-Gesetzen leben.

Fragen Sie Ihr Unterbewußtsein, warum Sie im Um-gang mit Menschen kein Selbstbewußtsein haben.

Es könnte Ihnen die Antwort geben, daß Sie sich selbst nicht lieben, weil Sie immer ein anderer sein wollen.
Es könnte Ihnen die Antwort geben, daß Sie zu unge-

duldig sind und sofort resignieren, wenn nicht alles gleich glattläuft.

Es könnte Ihnen die Antwort geben, daß Sie die Niederlagen und Enttäuschungen von gestern noch nicht verarbeitet haben und deshalb die Menschen eher hassen als lieben. Mit einem solchen Potential an Aggressivität kann man keine Sympathie aufbauen. Geschweige denn Liebe.

Es könnte Ihnen aber auch die Antwort geben, daß Sie sich einen falschen Idealtyp erwählt haben und nicht frei sind im Annehmen von Chancen, die eine gewisse Flexibilität erfordern. Das intuitive Radar hilft Ihnen zu erfühlen, daß ein Mensch, der äußerlich nicht Ihrem Ideal entspricht, eine unglaublich harmonische Schwingung zu Ihnen hat.

Fragen Sie mal Ihr Unterbewußtsein, warum Sie nie interessante Leute getroffen haben, wenn Sie ausgegangen sind.

Es könnte Ihnen die Antwort geben, daß Sie sich zu wenig Ihrem intuitiven Radar anvertraut haben. Es macht nämlich fühlbar, wann die Zeitqualität stimmt, um positive Kontakte knüpfen zu können. Was Sie daraus machen, ist Ihre Sache und nicht die des Schicksals.

Es könnte Ihnen aber auch die Antwort geben, daß Sie es bisher nicht geschafft haben, aus jenem Kreis herauszutreten, den Sie selbst um sich gezogen haben. Sie gehen immer wieder in die gleiche Kneipe, treffen immer wieder dieselben Leute und haben eine Heidenangst vor allem, was neu und ungewohnt ist.

Fragen Sie mal Ihr Unterbewußtsein, warum Sie viele Chancen nicht genutzt haben.

Es wird Ihnen ganz sicher zur Antwort geben, daß Sie noch nicht in der Lage sind, Ihre Intuition zu nutzen. Ihre innere Unsicherheit verursacht eine Panikreaktion, wenn Sie sich entscheiden sollten. Je öfter Ihnen das passiert, desto mehr wird es zur autodynamischen Reaktion. Das heißt, Sie reagieren grundsätzlich in jeder Entscheidungssituation so. Ganz gleich, ob der mögliche Partner ein »Un-Partner« ist oder ein »Traum-Partner«. Diese Hürde nehmen Sie nur, wenn Sie intuitive Fähigkeiten entwickeln und zu jener Gelassenheit finden, die notwendig ist, um traumwandlerisch die Spreu vom Weizen trennen zu können. Das heißt, Sie werden immer seltener in einer partnerschaftlichen Sackgasse landen, weil Sie von vornherein Adieu sagen.

Wer an einen gütigen Gott glaubt,
wird auch ein
»gütiges Schicksal« haben.

---

10. Schritt zum Gesundwerden

Schützen Sie Ihre Aura

Denken Sie nichts, wofür Sie sich später selbst bestrafen.

Die Macht der Gedanken ist größer, als Sie sich vorstellen können. Sie sind die Steuerimpulse für biochemische Abläufe wie der Psycho-Neuro-Immunologie. Wenn Sie traurig sind, ist Ihr Immunsystem beeinträchtigt. Wenn Sie resignieren, tut es Ihr Immunsystem auch. Wenn Sie sich nicht selbst lieben, dann liebt Ihr Immunsystem Sie auch nicht. Die Macht der Gedanken ist weit weniger flüchtig, als man vermuten könnte. Ein negativer Gedanke kann sich in Ihrem Unterbewußtsein zu einer lauten Stimme festsetzen, die wie eine Platte mit Sprung immer wieder dieselbe negative Suggestion ausspricht. Was in Ihrem Kopf als Zweifel geboren wird, setzt sich in Ihrem Unterbewußtsein als Zweifel fest. Und selbst wenn Sie am nächsten Tag zuversichtlicher sind, so hat das Unterbewußtsein den Zweifel programmiert und funkt ihn pausenlos an alle Schwingungen Ihrer Zellen. Noch gefährlicher ist die Selbstprogrammierung masochistischer Dynamik. Kranke Menschen haben meistens auch eine verletzte Aura.

elektromagnetischen Photonenstrahlung, n Körperelektronen gespeichert wird, ist jedes Menschen von einer sanften Licht- ~~~ — der Aura — umgeben. Die Aura eines Menschen ist ein elektromagnetisches Strahlungsfeld, das einen großen Frequenzbereich umfaßt. Je nachdem, wie stark die Energiezentren (Chakren) des Menschen entfaltet sind, ist auch die Aura ausgeprägt. Das können nur einige Zentimeter sein, hundert Meter oder sogar Tausende von Kilometern. Die Intensität dieser Strahlung der Aura ist im Bereich des sichtbaren Lichts (Regenbogenfarben rot bis violett) so schwach, daß sie normalerweise mit den Augen nicht sichtbar ist. Ist der Energiekanal eines Menschen ausreichend aktiv, so ist dieser Mensch in der Lage, die schwache Lichtstrahlung der Aura bei sich selbst und auch bei anderen zu sehen. Dies wird möglich, wenn die höheren Energiezentren, insbesondere das dritte Auge, aktiviert werden. Farbe und Intensität der Aura eines Menschen hängen vom Zustand seiner Energiezentren ab. Wenn die Energiezentren noch nicht oder nur teilweise geöffnet sind, ist die Aura im schlimmsten Falle matt und grau. Wenn ein bestimmtes Energiezentrum gegenüber anderen Zentren besonders dominiert, herrscht in der Aura die Farbe dieses Energiezentrums vor. Dominieren beispielsweise die beiden unteren Energiezentren, so ist die Farbe der Aura vorwiegend Rot bis Orange.

Wenn ein Mensch besonders stark sein Herzzentrum aktiviert, kann Grün in der Aura vorherrschen. Mit jedem Gefühlswechsel und mit jedem Gedanken ändern sich die Farbe und Intensität der Lichtstrahlung der Aura. Bei normalen, nicht meditativen Menschen, die sich selbst sehr wenig wahrnehmen und bei denen die Gedanken Kopfsprünge machen, ist die Aura nicht sehr intensiv und wechselt ständig die Farbe. Der qualitative und quantitative Zustand der menschlichen Aura wird entscheidend durch emotionale und mentale Prozesse bestimmt. Sind alle Energiezentren voll geöffnet und harmonisch aufeinander abgestimmt, so ist die Farbe der Aura weißgolden. Dies ist physikalisch leicht verständlich, da die sieben Regenbogenfarben, die in den einzelnen Energiezentren vorherrschen, zusammengenommen weißes Licht ergeben.

Dieses Auralicht ist also nicht anders, als ultraschwache Zellstrahlung, die mit Hilfe einer Hochgeschwindigkeits-Fotografie, der Kirlan-Fotografie, erfaßt werden kann. Menschen, die krank sind, haben meist eine schwächere Farbintensität in ihrer Aura als gesunde Menschen. Die Energiezentren sind in ihrer Aktivität reduziert. Das liegt meistens daran, daß der Mensch aus Angst seine Hauptenergiezentren gegenüber der kosmischen Transformation verschließt statt öffnet. Diese Blockaden sorgen dafür, daß die Eigenschwingungen der Zellen noch mehr herabgesetzt werden. Einen sogenannten Break schafft der Mensch nur, wenn er mit ganz bewußtem positiven Denken die Blockaden förmlich wegräumt. Er muß genau das Gegenteil von dem tun, was er die ganze Zeit mit dem negativen Denken gemacht hat – sein Unterbewußtsein mit positiven Suggestionen speichern.

Leider ist dies aber nicht so einfach, wenn zwei problematische Verhältnisse vorherrschen:

1. Das Unterbewußtsein ist bereits negativ programmiert.

2. Die schwache Aura bietet nicht mehr genügend Schutz gegen negative Energien aus der Astralwelt.

Normalerweise wirkt die Aura wie ein Schutzschild gegen Besetzungen und Impulse, die nicht gerade positiv sind.

In diesem Zusammenhang fällt mir die Geschichte von einer Frau ein, die drei Jahre gebraucht hat, um ihre seelische Abhängigkeit von einem Mann zu lösen, der sadistische Grundzüge hatte und sie nur quälte. Nach drei qualvollen Jahren konnte sie sich wirklich frei fühlen und hatte keinerlei Sehnsüchte oder besser gesagt Süchte nach Fred mehr. Wie sie mir schilderte, fühlte sie sich wie neugeboren. »Endlich nicht mehr aufwachen und sofort an ihn denken. Ich wußte plötzlich, daß die Treffen mit ihm nur die momentane masochistische Lust befriedigt hatten. Denn was dann kam, war das Abstürzen in den Hades der Kälte und Einsamkeit.«

Fred liebte diese Frau nicht, sondern benutzte sie nur, weil er ihre Abhängigkeit spürte. Aber nach drei Jahren war Angelika frei. Ein halbes Jahr später wurde sie krank, sozusagen als Nachwirkung auf die kräftezehrenden Jahre. Angelika litt unter chronischer Gastritis. Plötzlich, als ihr physischer Zustand sich verschlechterte, kamen auch diese Sehnsüchte nach Fred wieder. Die Besetzung war wieder da. Ich führte mit Angelika ein langes Gespräch über einen Teil ihres Lebens und konnte dabei herausfinden, daß sich Angelika selbst bestrafen wollte – sich immer dann haßte, wenn sie krank war. Die Ursache dafür fand ich in einer Schilderung ihrer Eltern. Der Vater, ein ausgesprochen vitaler Mann, duldete in seiner Umgebung nichts, was mit Krankheit zu tun hatte. Krankheit war in seinen Augen immer Selbstverschuldung und Grund zur Bestrafung. Angelikas Unterbewußtsein wurde seit der Kindheit mit diesen Suggestionen konfrontiert. Kein Wunder, daß sich bei ihr ein Verhaltensmuster etabliert hatte, das auf Bestrafung aus war, wenn irgendein Mangel an ihrem Körper durch Krankheit offenkundig wurde. Ich mußte also in unseren Gesprächen die negative Programmierung von Angelikas Unterbewußtsein auflösen.

Dies gelang mir dadurch, daß ich ihr überzeugend vermitteln konnte, daß ihr Vater kein Held war, obwohl er ein Leben lang so vital wirkte. Angelikas Vater war seelisch ein Versager, weil er nicht die Kraft hatte, sich mit so belastenden Dingen wie Krankheit auseinanderzusetzen. Er war ein Mensch, der nur über physische Stärke verfügte und keineswegs über Seelen- und Mentalkraft. Solche Menschen meiden alles, was nicht in die geregelte Norm des sogenannten »guten Lebens« paßt. Ich hatte bei Angelika plötzlich eine ganze Lawine von Erinnerungen ausgelöst, die immer wieder dasselbe Muster zeigten: Der Vater floh stets vor Situationen, die speziell das Thema Krankheit betrafen. Aber er tarnte seine Angst und Schwäche dadurch, daß er allen, die krank oder verletzt waren, Leichtsinn, Unmoral und Fehlverhalten vorwarf.

Angelikas Bild vom heldenhaften, unfehlbaren Vater zerplatzte wie eine Seifenblase. Es machte sie zwar betroffen, aber es löste gleichzeitig das Selbstbestrafungsmuster in ihrem Unterbewußtsein auf. Ab diesem Moment wurden Angelikas Blockaden gelöst und der Schutzschirm der Aura stärker. Nicht einmal die negativen, besitzgierigen Gedanken von Fred, die ständig auf Sendung waren, konnten Angelika nun mehr erreichen. Sie war frei.

Der Vollständigkeit halber muß noch erwähnt werden, daß Angelikas Gastritis innerhalb weniger Wochen ausheilte.

In dem folgenden Teil möchte ich Ihnen einen Weg aufzeigen, wie Sie durch Selbsthilfe falsche Muster des Unterbewußtseins auflösen und gleichzeitig die Aura stärken. Damit der Schutzschild funktioniert.

So machen Sie Ihre Aura stark:

● Mit dem Pendel die Angst vertreiben.
● Ein Kettchen mit einem Kreuz tragen, um negative Astralwesen abzuhalten.
● Negative Gedanken über andere Menschen vermeiden.
● Weder sich selbst noch andere Menschen hassen.
● Sich selbst und anderen Menschen stets verzeihen.
● Jeden Tag einmal Lebensfreude erleben.
● Nie resignieren.

So können Sie ein falsch programmiertes Unterbewußtsein frei bekommen:

● Zu einem guten Psychologen gehen.
● Drei Wochen lang in völliger Einsamkeit, aber mit

allem Komfort (keine Askese) nichts denken und nichts tun. Plötzlich lösen sich die Gifte aus ihrem Unterbewußtsein wie von selbst. Man kann so etwas auch Reinigungsmeditation nennen. Aber Meditation klingt immer so nach Programm. Und gerade das ist es nicht. Es geht ums Entprogrammieren, ums Freiwerden. Und das gelingt ganz von selbst, wenn Sie alles geschehen lassen, und die Gedanken völlig abstellen.

Daß der richtige Umgang mit der Aura sogar lebensrettend sein kann, verdeutlicht die folgende Geschichte. Claudia, eine lebensfrohe Frau um die Dreißig, fuhr mit ein paar Freunden, die sie erst kürzlich in München kennengelernt hatte, in Urlaub. Und zwar an den Rio del Sul im südlichen Brasilien. Einer ihrer Freunde war sehr wohlhabend und besaß dort eine Zuckerrohrplantage. Die Reise dorthin verlief ohne Zwischenfälle trotz des häufigen Wechsels der Transportmittel. Claudia, die sehr sensibel ist, aber auf der anderen Seite auch eine Abenteurerin ist, genoß die Herausforderung, mit fast fremden Menschen in ein unwegsames, subtropisches Land zu reisen. Auch wenn manchmal das Gefühl aufkam, daß sie sich sehr leichtsinnig in Gefahr begab. Aber Claudia, die ein guter »Verdränger« ist, wischte diese Gedanken mit einer Affirmation weg: Sie sagte in solchen Momenten ganz leise den Satz: »Ich habe einen guten Schutzengel.« Endlich, nach vier strapaziösen Reisetagen, war man an Gustavos Plantage angekommen. Der Empfang durch den Verwalter war freundlich, ja sogar herzlich. Und als Claudia in einem einfachen, aber sauberen Zimmer die Tür hinter sich schloß, fühlte sie sich sogar für einen Moment fast wie zu Hause. Sie ging bald ins Bett, um für den früh geplanten Ausflug frisch zu sein. Bereits um fünf Uhr morgens klopfte Gustavo an ihre Tür und kündigte an, daß das Frühstück auf der Terrasse schon warte. Claudia freute sich auf diesen Tag, weil er einen spannenden Ausflug auf dem Rio del Sul bringen sollte. Aber leider kam dann doch alles ganz anders. Beim Frühstück gerieten sich Sonja, die Freundin von Gustavo, und Claudia wegen einer Geringfügigkeit dermaßen in die Haare, daß Claudia kurzfristig beschloß, sich nicht an dem Ausflug zu beteiligen, sondern lieber allein dazubleiben. Trotz des heftigen Zuredens von Gustavo und Frederik ließ sie sich von ihrem Entschluß nicht abbringen. Claudia war zutiefst gekränkt und beschloß, auf eigene Faust eine Exkursion in die Umgebung zu machen. Als das Trio mit dem Landrover abgereist war, suchte sie Pepe auf, den Verwalter, um sich einige Tips geben zu lassen. Als der von ihrem Vorhaben hörte, wurde er ganz aufgeregt, fuchtelte abwehrend mit den Armen und sagte, die Gegend sei für eine Frau zu gefährlich. Nur wenige Kilometer im Busch würden Bandoleros leben, die ohne mit der Wimper zu zucken einen Menschen umbringen, bevor sie ihn ausrauben. Claudia lachte nur und nannte Pepe einen Angsthasen, der sich doch lieber um sein Zuckerrohr kümmern sollte. Sie packte etwas Brot und eine Feldflasche Wasser in ihren Rucksack. Für alle Fälle steckte sie noch ein Fahrtenmesser dazu, das aber eigentlich nur dafür geeignet war, ein Brot abzuschneiden oder einen Apfel zu schälen. Wohlgemut ging Claudia zu dem für sie gesattelten Pferd und schlug einen Weg ein, der direkt in die üppig wuchernde Gegend des Rio del Sul führte. Es war ein herrlicher Tag mit wolkenlosem Himmel und einer leichten Windbewegung, die für diese Gegend eigentlich ungewöhnlich war. Meistens hingen graue Wolken tief herab und stülpten dem ganzen Land eine Dunstglocke über, die das Atmen zu einer sportlichen Leistung machte. Heute war ein ganz anderer Tag – mit idealen klimatischen Voraussetzungen für einen Ausflug. Claudia war eine begeisterte Reiterin und hatte den herrlichen Rappen bestens im Griff.

Nach einem zweistündigen Ritt spürte Claudia, daß es Zeit für eine kleine Erholungspause sei. Als sie sich umblickte, sah sie nur noch ein kleines Stück der Straße, weil die üppige Vegetation den Blick zurück verhinderte.

Trotzdem hatte Claudia ein richtig gutes Gefühl. Und als sie die kleine Hütte zwischen den riesigen Mahagonibäumen entdeckte, stieg regelrechte Abenteuerlust in ihr auf. Als der Rappe angebunden war, suchte sie den Eingang der Holzhütte, die bei näherem Hinsehen viel größer war, als es der frontale Blick zuließ. Mehr neugierig als ängstlich öffnete Claudia die Tür und sah einen langen Innenraum, der völlig leer war. Nicht mal ein Strohballen oder ein Bündel Zuckerrohr war hier zu finden. Aber die Luft in diesem Raum roch irgendwie gut, und er spendete Schatten vor der sengenden Mittagssonne. Ein guter Grund für Claudia, sich in eine Ecke zu setzen und den Rucksack auszupacken. Nach einer ausgiebigen Vesper schlief Claudia ein. Der Wind hatte die leichte Bambustür an der gegenüberliegenden Seite der Hütte zufallen lassen. Es war ziemlich dunkel, und

Claudia wurde von einem plötzlichen Geräusch geweckt. Es klang wie das Knacken von dürrem Holz. Vielleicht waren es Schritte. Auf einmal fing ihr Herz zu rasen an, und sie spürte unterbewußt die Gefahr, ohne etwas Konkretes zu sehen. Im nächsten Moment nahm sie, im fahlen Lichtschein, der durch eine Lücke in der Tür sickerte, das Gesicht eines Mannes wahr. Er sah wild, bärtig und zerfurcht aus. Ihr Unterbewußtsein meldete höchste Gefahr, und sie mußte alle Kraft aufwenden, um nicht in eine panische Überreaktion zu verfallen, die sie verraten hätte. Es war ohnehin ein Wunder, daß dieser Mann sie noch nicht entdeckt hatte, da kein Gegenstand in diesem Raum den Blick auf Claudia versperrte. Davonlaufen war nicht möglich, weil es ja nur diese eine Tür gab. Und genau da stand der unheimliche Mann.

Wenn Flucht mit dem Körper nicht möglich war, schoß es Claudia in den Kopf, so muß ich eben mit meiner Seele fliehen – und mich nach innen zurückziehen.

Dieser Gedanke rettete wahrscheinlich ihr Leben. Sie zog sich mit ihrem Denken und Fühlen ganz nach innen zurück und verminderte so die Strahlung ihrer Aura auf ein Minimum. Der unheimliche Mann an der Tür konnte sie nicht sehen und schon gar nicht wahrnehmen, weil ihre »Ausstrahlung« völlig reduziert war. Als die Tür zuklappte und wieder völlige Dunkelheit herrschte, wußte Claudia, daß sie gerettet war. Und sie wußte mit einemmal, daß der Mensch eine Seele hat. Und daß man durch den richtigen Umgang damit viel mehr bewirken kann, als mit den »mechanischen« Abläufen unseres Körpers. Auf dem

Nachhauseritt spürte sie, daß sie ab heute ein anderer Mensch war und ein ganz neues »Existenz-Bewußtsein« erlangt hatte.

Wir brauchen das natürliche
Leben zum Gesundbleiben
und die natürlichen Heilkräfte
zum Gesundwerden.

---

11. Schritt zum Gesundwerden

In Zukunft mehr Sonnenlicht essen

Die Vitalstoffe der Pflanzen enthalten gespeichertes Sonnenlicht – das ist die Nahrung, die degenerierte Zellen wieder reparieren kann. Unter dem Einfluß des Sonnenlichts stellt die Pflanze aus der Kohlensäure, der Luft und dem Wasser Kohlenstoffe her. Diesen erstaunlichen Vorgang nennt man Photosynthese. Der erste natürliche Farbstoff, den man entdeckte, ist das Chlorophyll. Dieser grüne Pflanzenfarbstoff produziert nicht nur die Kohlenwasserstoffe durch die Sonnenenergie, er gibt bei diesem Umwandlungsprozeß auch Sauerstoff ab. Und durch das Chlorophyll wird die Sonnenenergie vermittelt.

Es ist noch heute ein Geheimnis, wie das Gras Sonnenlicht, Wasser und Kohlendioxyd in Zucker verwandelt.

Der amerikanische Erfinder Thomas Edison sagte einmal zu diesem Thema: »Solange es dem Menschen nicht gelungen ist, einen Grashalm zu kopieren, kann die Natur nur lachen über sein sogenanntes wissenschaftliches Verständnis. Chemische Mittel werden niemals dem Vergleich mit Naturprodukten standhalten – mit den lebendigen Zellen der Pflanzen, die aus dem Wirken der Strahlen der Sonne entstehen, der Mutter allen Lebens.«

Von Abermillionen grüner Blätter wird aus der Luft Kohlensäure begierig aufgesaugt und von der Sonnenenergie durch den grünen Blattstoff in der biochemischen Fabrik der Pflanzen in Kohlenstoff und Sauerstoff gespalten. Aus dem Kohlenstoff und den Mineralstoffen der Erde entstehen in den Pflanzen die unzähligen Nährstoffe. Aber die Natur ernährt uns nicht nur, sie hält auch einen unendlichen Heilschatz für uns bereit. Kaum zu glauben, aber es gibt auf der Erde über 300000 verschiedene Pflanzenarten, die noch längst nicht alle erforscht sind.

Der englische Forscher und Arzt Eduard Bach bewies, daß Pflanzen mit hohen Schwingungen imstande sind, langsame Schwingungen kranker Menschen zu beschleunigen. Auch bei Gemütsleiden ist die Schwingung herabgesetzt. Da ein großer Teil von Erkrankungen seinen Ursprung im seelischen Bereich hat, gilt es daher, zuerst die Seele zu heilen. In der Bundesrepublik werden Bachblüten so hoch eingeschätzt, daß sie von der Arzneimittel-Zulassungsstelle zum rezeptpflichtigen Arzneimittel eingestuft wurden.

Schon Paracelsus wußte, daß gegen alles ein Kraut gewachsen ist und daß alle Wiesen und Matten, alle Berge und Hügel Apotheken sind.

Jahrhunderte vor der Entdeckung des Penizillins hatten die Indianer ihr eigenes »Antibiotikum« – es waren die Schimmelpilze von bestimmten modernen Baumstämmen. Sie hatten zur Geburtenkontrolle längst ihre »Pille« aus der Yamswurzel gewonnen. Zur Blutstillung gab es bestimmte Kräuter, und Insektenstiche wurden mit der Punanwurzel behandelt. Die Liste könnte man beliebig fortsetzen. Dieser Medizin blieb das Problem der Nebenwirkungen erspart. Jetzt stellt sich die Frage: Wer war wem überlegen?

Von keinem Geringeren als Goethe stammt der Satz: »Die Natur hat immer recht – und die Fehler und Irrtümer sind immer des Menschen.«

Ein weiteres Geschenk der Natur: Düfte können heilen. Das wußten schon vor Jahrtausenden die Ärzte des Orients. Riechsalben und Öle vermögen die Stimmung positiv zu beeinflussen. Die kleinste Duftfabrik der Welt in Blüten und Blättern produziert ätherische Öle in großer Zahl. Schon im Altertum hatte man deren Heilwert erkannt. Beim Einatmen kommt es über die Nasenschleimhaut zur Reizung der Geruchsnerven. Dieser Reiz wird über das Netz der Riechnerven in das Gehirn übertragen und führt dort zu einer Stimulierung im Bereich des Zwischenhirns mit seinen Steuerzentralen. Da gibt es folgende Heilanzeigen:

Schlafstörungen, nervöses Herz, nervöser Magen: **Melisse einatmen.**

Kreislaufstörungen, niedriger Blutdruck: **Rosmarin einatmen.**

Depressionen, Angstzustände, Krämpfe: **Thymian einatmen.**

Die Pflanzenheilkunde ist so alt wie die Menschheit. Sie hat in Tausenden von Jahren ihre Wirksamkeit bewiesen, und heute will man den Menschen einreden, daß die Pflanze ihre Wirksamkeit erst unter Beweis stellen müßte, um nach der neuen Gesetzgebung nach dem Jahr 1990 in Naturheilmitteln weiter verordnet werden zu können. Sollten wir nicht lieber bedenken, daß die Gesetze der Natur auch die Gesetze des Menschen sind? Und würde der Mensch, so wie die Natur, sich an das richtige Maß halten, wäre alles im Lot. Denn auf die Dosis kommt es an, ob ein Ding Gift ist oder Heilung verspricht. Hier gilt der Grundsatz: »Wenig hilft viel.«

Die kosmische Intelligenz ist überall vorhanden – wie der Aufbau der Pflanze beweist. Sie unterstützt den inneren Arzt – das Selbstheilungsvermögen. Wie die Pflanze Ganzheitstherapie betreibt, zeigt das folgende Beispiel: Das wirksame Prinzip der Teufelskralle, einer Pflanze, die man bei Rheuma einsetzt, beruht auf der Gesamtumschaltung des vegetativen Nervensystems. Relaisartig werden sämtliche andere Faktoren mit umgeschaltet, was eine allgemeine Stoffwechselsteigerung nach sich zieht – das ist die Voraussetzung für eine Rheuma-Grundbehandlung. Ein gesunder Mensch hat ein ausgeglichenes Vegetativum. Man kann nur staunend die Zusammenhänge erkennen und anerkennen. Wie überlegen die Pflanze dem Menschen ist, zeigen noch einige andere Beispiele: Es ist noch keinem Labor gelungen, das System der Elemente aufzuspalten. Die Pflanze ist ein Meister der Alchemie und behält ihr Geheimnis für sich. Sie ist imstande, Calcium in Magnesium zu verwandeln und aus Stickstoff Kohlenstoff zu produzieren.

Das Gänseblümchen benötigt Kalk, um leben zu können, und es produziert ihn selbst, wenn er nicht vorhanden ist. Es ist die Kraft des Magnesiums, die es dem Gänseblümchen ermöglicht, selbst den Asphalt zu durchbohren, um ans Sonnenlicht zu gelangen. Die Hauhechel muß mit ihren Wurzeln so tief graben, bis sie auf Kalk stößt, um das mineralische Gleichgewicht herzustellen. Löwenzahn versucht man mit Stumpf und Stiel auszurotten, weil man ihn für Unkraut hält, obwohl er mit seinen Bitterstoffen eine unserer wichtigsten Heilpflanzen ist.

Jede Pflanze paßt in die Ökologie. Die verstärkte Existenz des Löwenzahns zeigt an, daß dem Boden Mineralstoffe und Spurenelemente fehlen. Er kann sie nämlich wieder herbeischaffen. Sauerampfer, Sauerklee und Zinnkraut zeigen eine beginnende Übersäuerung des Bodens an. Jedes sogenannte Unkraut ist ein Heilkraut für den Boden und als solches notwendig, um das biologische Gleichgewicht zu erhalten. Heute findet man in den Gärten nur sterile grüne Flächen, außer Gras wurde alles beseitigt. Man züchtet den langweiligen englischen Rasen und ist auch noch stolz darauf. Da bleibt kein Nistplatz mehr für das, was kreucht und fleucht. Die intensive Flächenbewirtschaftung des modernen Landbaus hat bewirkt, daß die Böden an lebenswichtigen Mineralstoffen verarmen.

Pflanzen sind imstande, nicht nur aus dem Boden und der Luft Stoffe zu entziehen, die sie für ihre Existenz brauchen. Sie sind auch in der Lage, ständig neue Stoffe aufzubauen. Mit feinsten Meßgeräten könnte der Pulsschlag der Pflanze nachgewiesen werden. Samen, mit destilliertem Wasser gezogen, enthielten unerklärlicherweise vermehrt Kalium, Phosphor, Magnesium, Calcium und Schwefel. Bei einer

Untersuchung waren außerdem noch Stoffe wie Stickstoff vorhanden, der vorher nicht nachweisbar war. Mit Erstaunen wurde festgestellt, daß die Pflanzen dazu befähigt sind, Phosphor in Schwefel, Calcium in Phosphor, Magnesium in Kalium, Kohlensäure in Magnesium und Stickstoff in Calcium umzuwandeln.

Die darüber veröffentlichten Schriften, in jahrelangen Versuchsreihen durchgeführt, mit dem gleichen unwiderlegbaren Resultat, wurden von der Wissenschaft totgeschwiegen. Es durfte nicht sein, was nach den bestehenden physikalischen und chemischen Gesetzen nicht erklärbar war.

Der Forscher Herzeeles bekannte in einem Interview: »Ich weiß, meine Ergebnisse sehen unmöglich aus, aber sie liegen nun einmal vor. Wir müssen uns der Tatsache beugen, daß die Pflanze uns in physikalischen Bereichen vor Rätsel stellt, die wir weder mit der herkömmlichen Chemie noch mit der Physik beantworten können.«

Es hat sich immer wieder gezeigt, daß in der Wissenschaft von heute der Irrtum von morgen sein kann. Deshalb sollten wir uns vor allem dem Nützlichen öffnen, dem, was uns die Natur anbietet. Und dem, was in uns steckt.

Mit Bach-Blüten zurück zur inneren Mitte

Sie haben schwere Zeiten hinter sich und fühlen sich wie ausgebrannt. Das Energiepotential Ihrer Seele ist erschöpft. Entweder Sie verlieben sich und erhalten einen seelischen Energietransfer durch den Partner.

Oder Sie gehen den naturheilkundlichen Weg: die Bach-Blüten-Therapie.

Die Reharmonisierung des menschlichen Energiesystems machte Eduard Bach zum Ziel seiner Therapie, denn er erkannte, daß negative und destruktive Gedanken den Menschen in einen Negativzustand versetzen, als schwimme er gegen den Strom. Ein Mensch, der gegen sich anlebt, verbraucht viel mehr psychische Energie als ein Mensch, der seine Individualität entfaltet. Die scheinbar grundlose Müdigkeit, Erschöpfung oder Unkonzentriertheit mancher Menschen hat hier seine Ursache. Warum aber ist Dr. Bach auf die Idee gekommen, die Pflanze als Energie-Katalysator zu nutzen? Die Pflanze an sich ist harmonisch und in ihrer geistig-seelischen Entwicklungsmöglichkeit begrenzt. Der Mensch dagegen ist nicht von sich aus harmonisch, sondern muß sich aufgrund der ihm eigenen Entscheidungsfähigkeit zwischen Gut und Böse immer wieder um seine Harmonie bemühen. Dadurch hat er allerdings die Möglichkeit, sein Schicksal selbst zu bestimmen. Ähnlich wie es verschiedene Menschentypen gibt, finden sich psychologische Charakterzüge auch bei bestimmten Pflanzen wieder. Aufgrund seiner spezifischen Intuition und unermüdlichen Beobachtung auf der Basis der Selbsterfahrung fand Bach 38 verschiedene wildwachsende Pflanzen, Bäume und Sträucher, die er als Pflanzen höherer Ordnung bezeichnete. All diese Pflanzen haben die gemeinsamen Merkmale, nicht giftig zu sein, nicht dem Menschen zur Nahrung zu dienen und meistens auch keine altbekannte Arzneipflanzen zu sein. Nach Bachs Vorschriften eingenommen, haben diese 38 englischen Blütenessenzen die

Fähigkeit, als subtile Impulsgeber auf psychischer Ebene verschiedene negative menschliche Denk- und Gefühlshaltungen so in Bewegung zu bringen, daß die Selbstentfaltung möglich wird. Gleichzeitig kommt das Energiepotential der Seele wieder zur Aufladung. Zum persönlichen Einstieg in die Methode veranstaltet das Bach-Centre, German Office, für Ärzte, Heilpraktiker und interessierte Laien die »Dr. Bach-Blüten-Seminare«. Das sind Wochenendkurse in Deutschland, Österreich und in der Schweiz. In den fünfzigjährigen Annalen der Bach-Zentren ist die Heilung vieler chronischer Krankheiten wie Psoriasis, Ulcus cruris, Heuschnupfen und Dermatitis dokumentiert. Bei allen sogenannten psychosomatischen Störungen, die beispielsweise mit Ängstlichkeit, Schlaflosigkeit, Antriebsschwäche oder depressiven Stimmungen einhergehen, finden die Bach-Blüten naturgemäß einen segensreichen Einsatz.

Ein Wort in eigener Sache: Ich selbst habe mit Bachblüten hervorragende Erfahrungen gemacht. Als ich vor meinem ersten TV-Auftritt stand, habe ich schon Tage vorher nicht mehr richtig schlafen können. Ich wußte, daß die Sache danebengeht, wenn ich mein Lampenfieber nicht in den Griff bekomme. Deshalb ging ich zu meinem Arzt, der auch Naturheilkundler ist, und fragte um Rat. Er verschrieb mir die Bachblüte Nr. 20, Mimulus/Tapferkeit in furchterregenden Situationen. Tatsächlich – schon nach zwei Tagen war ich wie ausgewechselt, ich fühlte mich stark und hatte vor nichts mehr Angst. Die TV-Premiere wurde ein Erfolg, und ich bin seitdem ein echter Fan von Bach-Blüten, die sich bei unterschiedlichen Seelenzuständen einsetzen lassen. Übrigens sind Bach-Blüten als Heilmittel eingetragen und müssen deshalb vom Arzt verordnet werden. Überdosierung ist nicht möglich.

Gemüse roh macht froh

In Gemüse steckt Folsäure. Und Folsäure vertreibt die Trübsal. Statt in die Apotheke zu gehen, und Antidepressiva zu kaufen, sollten Sie Ihr Stimmungstief lieber durch frisches Gemüse, roh verzehrt, ausgleichen.

Kanadische Ärzte fanden heraus, daß Folsäuremangel ein auslösendes Element für Depressionen ist. In einer Studie der McGill University in Montreal wurde der Gehalt an Folsäure von drei verschiedenen Gruppen von Patienten untersucht. Erstens eine depressive Gruppe, zweitens eine Gruppe psychisch Kranker und drittens eine Gruppe kranker, aber nicht depressiver Patienten. Die Wissenschaftler entdeckten, daß der Folsäuregehalt im Blutserum der depressiven Patienten erheblich niedriger als bei den seelisch und körperlich kranken Patienten war. Die depressiven Patienten waren zwar seelisch gesund, litten aber trotzdem an unerklärlicher Niedergeschlagenheit. Der Grund war, wie dieses Experiment bewies, Folsäuremangel.

Die Vorurteile gegen rohes Gemüse treiben schon manchmal seltsame Blüten. So gibt es Leute, die darauf bestehen, von Rohkost Durchfall zu bekommen. Genau das Gegenteil ist der Fall: Die Ballaststoffe in rohem Gemüse ermöglichen eine zuverlässige »Ballast-Befreiung«, nach der man die Uhr stellen kann. Und nicht nur das, Rohkost verhindert den kolikhaften Durchfall – bedingt durch Pantothensäure. Pantothensäure ist ein Vitamin des B-Komplexes und kommt in reichem Maße in vielen Gemüsesorten vor. Dieses Super-Vitamin hat aber noch andere Aufgaben: Es reguliert nicht nur die Verdauung, sondern auch den Herzschlag und die Lungenfunktionen. Längeres Leben durch Pantothensäure!

Dr. Szorady von der Universität in Szeged (Ungarn) ist sich mit Dr. Williams (University New York) darüber einig, daß Pantothensäure die biochemischen Prozesse verlangsamt und dadurch das Leben verlängern kann. Dr. Williams führte einen Versuch mit zwei Gruppen von Mäusen durch und gab ihnen identisches und vollwertiges Futter. Die eine Gruppe bekam jedoch zusätzliche Mengen an Pantothensäure in das Trinkwasser. Die Tiere ohne zusätzliche Pantothensäure lebten im Durchschnitt 550 Tage. Die mit zusätzlicher Pantothensäure lebten um 103 Tage länger: 653 Tage. Wenn man die 550 Tage mit 75 Lebensjahren beim Menschen gleichsetzt, dann würden die 653 Tage etwa 89 Jahren entsprechen, schreibt Dr. Williams in seinem Buch »Nutrition against Disease« (1971).

Rein statistisch gesehen – fügte er hinzu, »möchte ich wetten, daß, wenn eine große Anzahl entwöhnter Kleinkinder täglich 25 mg zusätzliche Pantothensäure während ihres ganzen Lebens verabreicht bekämen, sich ihre Lebenserwartung mindestens um zehn Jahre erhöhen würde.«

Der Arzt Dr. Schroeder, Autor einer Studie mit dem Titel »Verlust an Vitaminen und Mineralstoffen als Ergebnis der Verarbeitung und Haltbarmachung von Nahrungsmittel«, bestätigt die Wichtigkeit von Pantothensäure. Er weist gleichzeitig mit aller Deutlichkeit darauf hin, daß dieser wertvolle Stoff in den Regalen der modernen Haushalte kaum mehr zu finden ist – und schon gar nicht in den Gefriertruhen. Wenn frisches Gemüse tiefgekühlt wird, verliert es zwischen 37 und 57 Prozent dieses Vitamins. Gemüse in Dosen verliert zwischen 46 und 78 Prozent seines Pantothensäuregehalts. Mehrfach verarbeitetes, ausgemahlenes Getreide, sogenanntes Auszugsmehl, verliert bis zu 37 bis 74 Prozent seines Nährwertes. Bei industriell verarbeitetem Fleisch sieht es nicht besser aus: 50 bis 75 Prozent gehen verloren (American Journal of Clinical Nutrition, Mai 1971). Eine kürzlich in Kanada durchgeführte Studie zeigte auf, daß Fertignahrung für Babys nur 25 Prozent des Pantothensäurebedarfs für Kleinkinder bereitstellen kann.

Dr. K. Pietrzik – ein anderer Wissenschaftler – bezweifelt sogar, daß die meisten Menschen genug Pantothensäure aufnehmen. In seiner Rede vor der 59. Jahresversammlung der Federation of the American Societies for Experimental Biology in Atlantic City im April 1975 gab er zu bedenken, daß eine Ernährung mit 25prozentigem Pantothensäuremangel das zentrale Nervensystem schon nach sechs Monaten schädigt. Ein guter Grund, sich mehr mit Naturkost zu ernähren und zum gespeicherten Sonnenlicht und den damit verbundenen Vitalstoffen zurückzukehren.

In Zukunft ein Leben im Licht.

---

12. Schritt zum Gesundwerden

Lichttage einlegen

Licht ist Glück, Freude und Himmel. Alles, was auf dieser Welt lebt, wird durch das Licht geweckt und am Leben erhalten. Wir müssen unterscheiden zwischen dem Licht in uns und dem Licht um uns herum – dem Licht, das wir in uns spüren, und dem Licht, das wir mit unseren Augen sehen. Licht ist die größte Quelle der Erneuerung, weil nichts so schnell die Schwingungsenergie in unseren Zellen auflädt wie Licht. Wer krank ist, befindet sich auf der Schattenseite des Lebens. Er hat dann selten ein sonniges Gemüt, eine lichtvolle Gestalt oder ein Strahlen von innen. Das allein ist es noch nicht, was jede Krankheit so negativ dynamisiert. Es sind die »Schatten«, die uns umgeben, und die ebenso wie eine lichtvolle Aura auf andere Menschen wirken. Deshalb können eigentlich nur ganz starke und liebevolle Menschen die ständige Gegenwart eines kranken Menschen ertragen. Denn sie müssen auch den Odem der Dunkelheit ertragen. Das geht nur, wenn man selbst viel Licht in sich trägt. Der Kranke selbst leidet sogar schon bei einer Grippe unter einem eigenartigen Gefühl, eine Mischung aus Furcht und Einsamkeit. Die

Leichtigkeit und Unbeschwertheit gesunder Tage ist weg, obwohl eigentlich überhaupt kein Grund zu großem Pessimismus bestünde. Nicht die Krankheit an sich ist das Problem, sondern die metaphysische Veränderung. Wir ziehen magisch jene Astralwesen an, die es nicht gut mit uns meinen und nun in unsere verletzte Aura eindringen können. Die Aura, unser Energie-Schutzschirm, wird schwach, wenn wir durch eine Krankheit an Lichtenergie verlieren. Nicht umsonst sagt man, daß einen jede Krankheit runterzieht.

Dieses »Runterziehen« ist nichts anderes als der Verlust von Lichtenergie. Wer viel Lichtenergie hat, zieht auch die feinstofflichen Lichtwesen an, die uns abschirmen – zum Beispiel gegen unbegründete Ängste, Hoffnungslosigkeit und Traurigkeit. Diese drei Negativ-Empfindungen kommen oft plötzlich wie ein Blitz aus heiterem Himmel. So als ob sie uns jemand eingeflüstert hätte. Wie die Viren über die Luft in uns eindringen, so werden diese »Psychogifte« über elektromagnetische Schwingungen in unser Denken und Fühlen befördert. Dagegen sind wir aber nicht machtlos. Unser bester Verbündeter ist das Licht. Wir müssen selbst etwas tun, um Licht in uns aufzubauen.

Lernen Sie die »Licht-Visualisierung«.

Machen Sie das bitte jeden Morgen, bevor Sie aufstehen, und jeden Abend, bevor Sie einschlafen:

Entspannt liegen und die Augen schließen.

Und jetzt stellen Sie sich gleißendes Sonnenlicht vor. Sagen Sie dabei folgende Affirmation:

Licht bleibe in mir. Ich brauche dich.

Am nächsten Tag sollten Sie sich das reinigende Licht einer weißen Kerze vorstellen. Sagen Sie dabei folgende Affirmation:

Licht reinige mich, mache mich frei von ängstlichen Gedanken.

Am besten, Sie machen die »Licht-Visualisierung« im Rahmen eines einundzwanzig Tage dauernden Lebensfreudeprogramms.

Mindestens so wichtig ist die äußere Lichttherapie. Licht muß an Ihre Haut. Licht braucht Ihre Stirn, in der die Zirbeldrüse sitzt, die das stimmungsaufhellende Solanin erzeugt. Und Licht brauchen Ihre Augen. Licht sehen ist in Licht baden. Und in Licht baden heißt direkt die Seele mit Licht aufladen. Deshalb ist es von ganz besonderer Wichtigkeit, daß Sie die wenigen schönen Sonnentage bei uns nutzen – keine Hauttorturen durch Sonnenbaden, sondern Bewegung in der Natur. Am besten sind Spaziergänge in lichten Waldschneisen. Weil Sie dann gereinigte Luft atmen und die Vitalkraft des Sonnenlichtes aufnehmen.

Ein Lichttag kann aber auch am Abend stattfinden. Weil ein schönes Kunsterlebnis ein inneres Licht in Ihnen zum Leuchten bringt. Die Lebensfreude ist ein echtes Pflichtprogramm. Denn damit vernachlässigen sich erstaunlicherweise die meisten Menschen, die krank oder physisch belastet sind. Und die, denen es gutgeht, machen alles, was Spaß macht und werden dadurch noch stabiler. Durchbrechen Sie den Teufelskreis der negativen Dynamik, indem Sie sich selbst einen Schub geben und ein Lebensfreude-Festival mit sich selbst feiern. Wenn die entscheidenden Leute in den Krankenkassen nicht so fürchterlich unwissend wären, würden sie so ein Lebensfreude-Festival sogar bezuschussen, statt Geld in öde Kuren zu stecken. Ich mache Ihnen zwei Konzeptvorschläge, wie so ein Lebensfreude-Festival aussehen könnte. Einmal für den Fall, daß Sie im Krankenhaus liegen. Und für den erfreulicheren Fall, daß Sie frei beweglich sind.

Das Lebensfreude-Festival ist eine echte Therapie, die Sie sich unbedingt leisten sollten, weil sie nach den Gesetzen der Psycho-Neuro-Immunologie den Heilungsprozeß in Bewegung bringt.

Investieren Sie in Ihre Zukunft, indem Sie jetzt Geld für Lebensfreude ausgeben. Bei uns in Deutschland wird dieser Posten immer noch als Luxus eingestuft. Das ist einer der gefährlichen Irrtümer, die eine Leistungsgesellschaft wie unsere langsam verkümmern läßt.

Lebensfreude-Festival

12 Lebensfreude-Tage: Wenn Sie krank sind, aber nicht bettlägerig.

1. Lebensfreude-Tag

Nach dem Aufwachen im Bett:

Alpha-Wellen hören:
Z.B. John Denver, Wellness-Music, Kuschelrock.
Positive Visualisierung: Träumen Sie von einer Reise in ein Land, das Sie besonders lieben. Malen Sie sich richtig aus, wie Sie die Fahrt erleben.
Versuchen Sie Szenen zu entwickeln, in denen Sie als Hauptdarsteller vorkommen. Drehen Sie einen kleinen Film in Ihrem Kopf.

Frühstück:

Statt Kaffee Kakao. Weil in Schokolade Lecithin steckt, und das ist gut für Ihre Nerven. Unbedingt eine Banane essen, denn der Stoff Serotonin ist ein kleiner »Glücklich-Macher«. Ansonsten alles, wozu Sie Lust haben.

Vormittags:

Kreative Dance-Gymnastik. Sie brauchen dazu rhythmische Klänge, die richtig zum Gymnastik-Dance animieren. Schütteln Sie Ihre Arme und Beine aus, so wie es Ihnen gerade in den Sinn kommt und nur, solange es nicht anstrengt.

Mittag:

Nach Lust und Laune.

Nachmittag:

Bei schlechtem Wetter:
Ins Kino gehen mit einer Tüte Popcorn und Cola.

Bei schönem Wetter:
Licht und Bewegung: Radfahren oder spazierengehen im Wald.

Abend:

1/2 Stunde meditieren bei Musik von Oliver Shanti.

2. Lebensfreude-Tag

Frühstück:

Orangensaft frisch pressen und in den Saft 1 TL Honig geben.
Toast mit Butter, dazu ein Ei und etwas Lachs. Aromatischen Malventee mit einem Schuß Zitrone. Zum Abschluß ein Gläschen Sekt.
Bis Mittag in die Stadt gehen, und Schaufenster-Bummel machen.
Etwas Schönes kaufen: Ein paar neue Schuhe oder eine schöne Schallplatte.

Mittag:

Mal etwas essen, was nicht auf dem Gesundplan steht: Einen Hamburger, eine Curry-Wurst oder eine Riesenportion Pommes mit Ketchup.

Nachmittag:

Einen Menschen anrufen, an den Sie schon seit langem denken. Aber – bisher war Funkstille.

Abend:

Meditation, bevor Sie schlafen gehen. Dazu den Song hören: Love flows on von Oliver Shanti.

3. Lebensfreude-Tag

Frühstück:

Ganz nach Lust und Laune.

Vormittag:

Lassen Sie sich bei einer Kosmetikerin richtig verwöhnen: Gesichts-Akupressur, Hautpeeling, Schönheits-Behandlung, und Meridian-Massage.

Mittag:

Essen Sie ein herrliches »Schönheits-Menü«.
Frischen Salat mit Kräuter-Zitrone-Sauce.
Mozzarella mit Tomaten und Basilikum, mit Essig und Öl fein angemacht.
Spaghetti mit Knoblauch, Olivenöl und Basilikum.
Zum Abschluß einen Frucht-Cocktail.

Nachmittag:

Einen langen ausgedehnten Spaziergang. Setzen Sie dazu einen Walkman auf, und hören Sie Ihre Lieblingsmusik.

Abend:

Genießen Sie heute Abend Kultur:
Oper, Operette, Musical oder Theater.
Sie werden sich danach bereichert fühlen.

4. Lebensfreude-Tag

Frühstück:

Schlemmen in der Badewanne.
Bereiten Sie sich ein herrliches Bad mit Duftessen-
zen. Zum Beispiel Jasmin oder Lavendel. Beide Düfte
gelten in der Aroma-Therapie als »Seelenstärker«.
Damit verfliegen Angstzustände im Nu, und das
Selbstvertrauen wird gestärkt.
Richten Sie sich auf einem Beistelltisch ein kleines
Schlemmer-Frühstück.
Beruhigende Alpha-Wellen-Musik darf nicht fehlen.
Nach einem solchen Bad sollten Sie sich kurz auf Ihr
Sofa legen und Ihre schönen Lebensziele visualisie-
ren.

Mittag:

Machen Sie einen kleinen Ausflug, und essen Sie ir-
gendwo im Grünen oder bei Sonne im Schnee.

Abend:

Unbedingt mal wieder mit einem guten Freund oder
einer guten Freundin ausgehen und sich alles von der
Seele reden.

5. Lebensfreude-Tag

Frühstück:

Nach Lust und Laune.

Vormittag:

Mal wieder zum Schwimmen gehen.
Anschließend den Körper pflegen mit naturreinen
Kosmetika.

Mittag:

Französisches Menü:
1 Glas trockenen Weißwein,
1 Glas Perrier-Mineralwasser.
Austernpilze, gebraten.
In heißer Pfanne mit etwas Butter, Knoblauch, Olivenöl und Sojasauce braten. Wenn sie fast gar sind,
kommt noch ein Löffel Crème fraîche hinzu. Dazu ein
Baguette.

Avocadocreme »Finess«.
Fruchtfleisch von 2 Avocados mit der Gabel zerdrük-
ken. Dann mit kleinen Zwiebel- und Knoblauch-
Stückchen vermengen. Mit Zitrone und Pfeffer würzen. Bon Appetit.

Nachmittag:

In einen Film gehen, der nichts mit Gewalt zu tun hat,
sondern mit Lebensfreude.

Abend:

Mit heilender, beruhigender Musik von Blonker (Wellness-Musik) und John Denver entspannen.

6. Lebensfreude-Tag

Frühstück:

Nach Lust und Laune.

Vormittag:

Beginnen Sie mit einem neuen Hobby – ganz behutsam und ohne übertriebenen Ehrgeiz: etwa malen, fotografieren, Gedichte schreiben oder musizieren ... Gehen Sie spontan los, und kaufen Sie alles, was Sie für das Hobby brauchen, das Sie schon immer ausüben wollten.

Mittag:

Essen Sie einen köstlichen Wellness-Reis mit Paprika-Schoten: Vollkorn-Reis kochen, kurz bevor er gar ist, klein geschnittene Paprika-Schoten, Zwiebeln und Knoblauch dazu geben. Das ganze süß-sauer würzen: 1 EL Weinessig, 1 EL Apfeldicksaft, 1 TL Sojasauce, Pfeffer und Zitronenmelisse.

Nachmittag:

Radfahren oder wandern mit Walkman.

Abend:

Genießen Sie ein »Wellness-Bad« mit Aroma-Therapie. Stellen Sie eine Duftlampe ins Bad, und geben Sie Ihren Lieblings-Duft hinein.

7. Lebensfreude-Tag

Nach dem Frühstück:

Meditation:
Nehmen Sie ein kurzes und nur lauwarmes Bad mit Rosmarinextrakt. Rosmarin stimuliert das lymbische System und macht aktiver – eine Essenz, die die Trübsal vertreibt. Lassen Sie sich während des Bades eine schöne Sache einfallen, die Sie realisieren, wenn Sie ganz gesund sind.

Mittag:

Heute italienisch:
Tomatensuppe mit Toast.
Knoblauch-Spaghetti mit gebratenen Auberginen-Scheiben.
Als Nachspeise Tiramisu.
Zum Trinken ein Glas Soave und ein Glas Aqua Minerale.

Nachmittag:

Etwas Heiteres unternehmen: Tierpark, Zirkus oder Volksfest.

Abend:

Mit heilenden Alpha-Wellen einschlafen.

8. Lebensfreude-Tag

Frühstück:

Mal richtig gesund, aber sehr lecker:
Müsli mit frischen Fruchtstückchen:
Ananas, Apfel, Banane, Nüsse.
Mit fettarmer Milch oder mit Birnensaft übergießen.
1 Glas frischen Orangensaft mit 1 TL Basica.
1 Scheibe Vollkornbrot mit Honig.

Vormittag:

Mit einem lieben Menschen ein langes Telefonat führen. Denn sich abzukapseln ist nicht gut für die Seele.

Mittag:

Heute ausfallen lassen. Nur Mineralwasser trinken, zur Entschlackung.

Nachmittag:

Lassen Sie sich von einer Ganzkörpermassage auflockern. Gehen Sie anschließend zum Schwimmen.

Abend:

Laden Sie ein paar Freunde ein zum Monopoly, Skat, Poker oder Mensch ärgere Dich nicht. Servieren Sie dazu kleine Snacks und ein frisches Bier.

9. Lebensfreude-Tag

Frühstück:

Gehen Sie doch zum Frühstücken mal unter Menschen. In ein nettes Café, in dem Sie ein paar leckere süße Sünden genießen. Zum Beispiel Kakao mit Sahne und einen frischen Obstkuchen.

Vormittag:

Sollten Sie Single sein, dann wäre das ein guter Moment, dies zu ändern. Überlegen Sie sich einen attraktiven Anzeigentext, der klar Ihre seelischen, geistigen und optischen Vorzüge darstellt. Schicken Sie diesen Text noch heute an die Zeitung mit der höchsten Auflage ab. Freuen Sie sich auf die vielen Zuschriften, die Sie bekommen werden.

Mittag:

Gehen Sie in die Stadt zum Bummeln, und essen Sie dort eine Kleinigkeit, die nicht zu ungesund ist und auch Ihren Geldbeutel nicht aufstöhnen läßt.

Abend:

Einen Lichtabend zelebrieren: Weiße Kerzen anzünden, Meditations-Musik (Oliver Shanti) hören. Ganz ruhig dasitzen, und in das reinigende Licht der Flamme schauen.

10. Lebensfreude-Tag

Frühstück:

Ganz nach Lust und Laune.

Vormittag:

Einen schönen Film im Vormittagsprogramm des Fernsehens anschauen.

Mittag:

Probieren Sie ein gesundes, aber köstliches Wellness-Rezept aus: Die Wellness-Reis-Pfanne.
Zutaten:
2 Tassen bereits gekochter Naturreis
6 kleingeschnittene Champignons
1 Paprikaschote (Würfel)
1 kleingeschnittener Apfel
1 Stange Lauch (kleingeschnitten)
Sonnenblumen- oder Weizenkeimöl
1 Knoblauchzehe
2 EL Sojasauce
1 Prise Pfeffer

Zubereitung:
Öl in der Pfanne leicht erhitzen und das kleinge-schnittene Gemüse hinzugeben.
Etwa zehn Minuten garen lassen (kleine Hitze) und den gekochten Reis hinzugeben.

Nach weiteren fünf Minuten würzen: Sojasauce, Knoblauch, Pfeffer.
Guten Appetit!

Abend:

Reiseprospekte durchblättern und sich auf den nächsten Urlaub freuen.

11. Lebensfreude-Tag

Frühstück:

Bei schönem Wetter ein Picknick im Grünen. Nehmen Sie einen Freund oder eine Freundin mit.
Im Winter ein Treffen im Café.

Vormittag:

Stellen Sie sich selbst ein Band mit Alpha-Wellen zusammen. Überspielen Sie die besten Titel von Schallplatten oder CDs auf eine Musikkassette, damit Sie ein gutes Mix von beruhigenden Alpha-Wellen haben. Allein schon das Zusammenstellen macht großen Spaß und hat eine heilende Wirkung.

Mittag:

Nach eigener Lust und Phantasie.

Nachmittag:

Sie haben mit einem neuen Hobby begonnen. Beschäftigen Sie sich damit.

Abend:

Laden Sie jemanden zum Essen ein, der sich das nicht leisten kann und sich sehr darüber freuen würde. Geben Sie diesem Menschen ein bißchen von Ihrem erworbenen positiven Denken ab.

12. Lebensfreude-Tag

Frühstück:

Ganz nach Lust und Laune.

Vormittag:

Kommen Sie der Natur auf die Spur: Mit einem Foto-apparat in den Wald gehen und Rehe und Hirsche »jagen«. Ein solcher Schnappschuß ist eine seltene, aber mögliche Errungenschaft. Bei dieser Gelegenheit tun Sie viel für Ihre Gesundheit, weil Waldluft unmittelbar vom Blatt-Chlorophyl gereinigt ist.

Mittag:

Sie haben sich für Ihre »Foto-Pirsch« einen kleinen Rucksack mit feinen, belegten Broten und Tee oder Mineralwasser zusammengestellt.

Nachmittag:

Geben Sie Ihren Film gleich zum Entwickeln, damit Sie einem schnellen Erfolgserlebnis entgegensehen können.

Abend:

Machen Sie wieder einmal positive Visualisierung: Stellen Sie sich mit Ihrer Phantasie (Imaginierung) vor, was Sie alles in Ihrem Leben verändern werden, wenn Sie gesund sind.

Lichttage-Programm

12 Lichttage: Wenn Sie bettlägerig sind.

Was Sie alles für die Lichttage brauchen

1. Einen Walkman.

2. Musikkassetten von John Denver / Deuter / Kitaro / Oliver Shanti Wellness-Musik

3. Aroma-Essenzen: Ylang-Ylang, Patschuli.

4. Massage-Öl: Aprikosenkernöl.

5. Bach-Blüten: Nr. 1, Agrimony

6. Ein Farbblatt/Orange.

1. Lichttag

Nach dem Aufwachen:

Sagen Sie dreimal folgenden Satz:
Ich freue mich auf diesen Tag, weil er mich meiner Genesung näherbringt.

Vormittag:

Wenn es geht, ein bißchen bewegen. Jeder Schritt ist ein Schritt in Richtung Heilung.

Nachmittag:

Mit dem Walkman eine Stunde die schönsten Songs von John Denver hören.

Abend:

Stellen Sie sich eine Reise vor, die Sie machen werden, wenn Sie gesund sind.

2. Lichttag

Nach dem Aufwachen:

Lassen Sie die kosmische Energie in sich einfließen, durch ein leichtes Atem-Programm.
Legen Sie die Arme auf Ihren Bauch, und atmen Sie erst einmal ganz tief aus. Und jetzt lassen Sie den Atem von ganz unten (Unterbauch), nach ganz oben (Lungenspitzen) fließen. Machen Sie das sechsmal.
Dann schließen Sie die Augen und stellen sich eine weiße Wolke im Sonnenlicht vor. Verharren Sie so ein paar Minuten.

Vormittag:

Ein paar Schritte gehen, um Ihre Heilung in Bewegung zu bringen.

Nachmittag:

In einem Reiseprospekt blättern und sich auf jene Reise freuen, die Sie nach Ihrer Genesung machen werden.

Abend:

Heilende Alpha-Wellen von Oliver Shanti hören.

3. Lichttag

Nach dem Aufwachen:

Machen Sie ein bißchen Aroma-Therapie. Riechen Sie an der Ylang-Ylang-Essenz. Sie wirkt belebend und stimmungsaufhellend.

Vormittag:

Freuen Sie sich auf das Mittagessen, weil Sie wissen, daß es Ihnen Kraft gibt.

Nachmittag:

Beschleunigen Sie Ihre Heilung ein bißchen durch PNI.
Stellen Sie sich vor, daß Ihre Immunabwehr (Makrophagen) aus lauter Rittern auf weißen Pferden besteht. Diese bringen die kranken Zellen mit ihren Lanzen zum Platzen.

Abend:

Mit dem Walkman Wellness-Musik von Blonker hören.

4. Lichttag

Nach dem Aufwachen:

Beginnen Sie den Tag mit Aromatherapie: Riechen Sie an einer Essenz, die Patschuli heißt. Patschuli ist ein blumig duftendes ätherisches Öl. Die flüchtigen Wirkstoffe der Essenz wecken Neugier und schaffen neue Energie.

Vormittag:

Arbeiten Sie jetzt wieder an der Beschleunigung Ihrer Heilung. Stellen Sie sich bei geschlossenen Augen vor, daß ein leuchtendvioletter Lichtstrahl in Ihren Kopf einfließt, Ihren Körper durchströmt und ihn an den Füßen wieder verläßt.
Sagen Sie sechsmal:
Das göttliche Licht macht mich gesund.

Abend:

Mit dem Walkman Wellness-Musik von Kitaro hören.

5. Lichttag

Nach dem Aufwachen:

Nutzen Sie die stärkende Kraft der Farbtherapie. Betrachten Sie zehn Minuten lang ein orangefarbenes Blatt Papier. Sagen Sie dazu folgenden Satz:
Die Vitalkräfte in Orange bringen alle meine Zellen in Schwingung.

Nachmittag:

Lassen Sie sich eine Meridian-Massage machen. Damit werden die Energie-Meridiane Ihres Körpers aktiviert. Danach haben Sie das Gefühl echter Aufladung, weil der Energiefluß in Ihrem Körper entscheidend verbessert wurde.

Abend:

Hören Sie sich eine Kassette von Deuter an (heilende Alpha-Wellen).

6. Lichttag

Nach dem Aufwachen:

Beginnen Sie den Tag mit einer Licht-Meditation. Schließen Sie die Augen, und stellen Sie sich vor, in gleißendes Licht zu gehen: Sagen Sie dabei folgenden Satz:
Ich lebe in Zukunft im Licht – ich werde bald wieder gesund.

Nachmittag:

Versuchen Sie sich heute ein bißchen mehr zu bewegen. Bringen Sie Ihren Kreislauf in Schwung, um den Heilungsprozeß zu fördern.

Abend:

Versuchen Sie die Kraft aufzubringen, mit einem lieben Menschen zu telefonieren.

7. Lichttag

Nach dem Aufwachen:

Denken Sie daran, was Sie als erstes tun werden, wenn Sie wieder auf den Beinen sind: Zum Beispiel einen lieben Freund besuchen oder eine schöne Urlaubsreise machen.
Wichtig ist, daß Sie jetzt für sich selbst einen Zeitplan machen. Bestimmen Sie den Zeitpunkt, wenn Sie wieder gesund sind. Haben Sie Mut!

Nachmittag:

Blättern Sie in einem Versandhauskatalog, und bestellen Sie sich was Neues zum Anziehen, weil Sie ja bald wieder unter die Leute gehen.

Abend:

Hören Sie die aufmunternden Alpha-Wellen von John Denver. Zum Beispiel:
The flower that shattered the stone.

8. Lichttag

Nach dem Aufwachen:

Beginnen Sie heute den Tag mit einem Herzenswunsch: neuer Beruf, neuer Lebenspartner, neuer
Wohnort? Gehen Sie ran wie ein Architekt. Fertigen
Sie mit Ihrem Denken die ersten flüchtigen Skizzen
an. Sie werden ein wahres Hochgefühl erleben.

Nachmittag:

Unterstützen Sie jetzt wieder einmal Ihr Immunsystem. Stellen Sie sich vor, daß Ihre Killerzellen Box-
handschuhe tragen und kranke Zellen zu Boden
schicken. Sagen Sie folgenden Satz dreimal:
Meine Immunabwehr ist unbezwingbar.

Abend:

Hören Sie heute heilende Alpha-Wellen von Kitaro.

9. Lichttag

Nach dem Aufwachen:

Beginnen Sie den Tag mit einem exotischen Duft-
aroma. Ylang-Ylang wirkt zuerst beruhigend und för-
dert dann nach und nach eine gewisse innere Harmonie.

Nachmittag:

Nutzen Sie wieder die stärkende Kraft der Farbtherapie. Betrachten Sie zehn Minuten lang ein orangefarbenes Blatt Papier. Sagen Sie dazu folgenden Satz:
*Die Vitalkräfte in Orange bringen alle meine Zellen
in Schwingung.*

Abend:

Lassen Sie sich heute abend von einem lieben Menschen den Rücken mit Aprikosenkernöl massieren.
Dies ist ein besonders wertvolles Hautöl und gut geeignet bei müder, irritierter Haut.

10. Lichttag

Nach dem Aufwachen:

Bauen Sie wieder weiter am »Gebäude Ihrer Zukunft«. Skizzen haben Sie gedanklich ja bereits angefertigt. Versuchen Sie jetzt einen weiteren konkreten Schritt zu tun. Was ist das Wichtigste, um das Fundament für eine Neuorientierung in Ihrem Leben zu setzen? Schreiben Sie diese Erkenntnis auf ein Blatt Papier, mit der Überschrift: *Schritt eins in eine neue Zukunft.*

Nachmittag:

Ihr Wille zum Gesundwerden wird immer stärker, Ihre Kraft für ein bißchen mehr Bewegung auch. Jetzt aufstehen und ein bißchen spazierengehen.

Abend:

Nehmen Sie vor dem Schlafengehen ein paar Tropfen Bachblüten. Und zwar speziell Blüte Nr. 1 »Agrimony«. Damit stärken Sie Ihr Optimismus-Potential.

11. Lichttag

Nach dem Aufwachen:

Heute ist ein Tag zum Freuen.
Sie freuen sich, weil Sie Ihrer Gesundung wieder einen Schritt nähergekommen sind. Sprechen Sie folgende immunstärkende Formel dreimal:
Ich bin ein Sieger-Typ, weil ich meine Krankheit bald besiegt habe.

Nachmittag:

Heute ist wieder eine Meridian-Massage fällig. Sie wissen ja: Damit wird der Energiefluß Ihres Körpers aktiviert. Danach haben Sie das Gefühl echter Aufladung.

Abend:

Schicken Sie einem Menschen ein paar versöhnende Gedanken, dem Sie bisher nie verzeihen konnten. Weil er Sie so verletzt hat. Verzeihen reinigt Ihre Seele und gibt Ihnen kosmische Energie, weil Sie das Prinzip »Liebe« anwenden.

12. Lichttag

Nach dem Aufwachen:

Beginnen Sie diesen schönen Tag wieder mit einer Lichtmeditation. Schließen Sie die Augen, und stellen Sie sich vor, daß Sie fliegen können. Sie fliegen mit einem ganz leichten Körper über einen Strand hinweg, den Sie kennen. Die Sonne scheint, und es ist keine Wolke am Himmel.

Nachmittag:

Sie fühlen sich leichter und stärker denn je. Deshalb können Sie heute ein bißchen länger spazierengehen. Das sind wichtige Schritte in Richtung Gesundheit.

Abend:

Hören Sie vor dem Einschlafen die erhebenden Klänge der Wellness-Musik (Blonker).

Kleine Sünden sind gut für die Seele.

---

13. Schritt zum Gesundwerden

Gesundheit darf nicht zum einzigen Lebensziel werden

Eine kleine Quadratur des Kreises wird Ihnen abverlangt. Einerseits müssen Sie daran arbeiten, gesund zu werden. Und andererseits ist es wichtig, völlig locker an dieses Ziel heranzugehen. Würden Sie sich nun mit allen Fasern Ihres Denkens und Wünschens an das Ziel »Gesundheit« klammern, kann daraus eine Angstpsychose entstehen. Oder besser gesagt, diese steckt bereits drin. Eigentlich hat sie jeder, der unter einer gravierenden Krankheit leidet. Die Angst, nicht mehr gesund zu werden – die Angst vor dem Tod. Wie bekommt man diese Angst in den Griff?
Ist es überhaupt wichtig, das zu schaffen? Das kann ich aus eigener Erfahrung ganz klar mit einem Ja beantworten. Die Angst zu besiegen heißt gleichzeitig, die Krankheit zu besiegen. Dies ist einer der wichtigen Schlüssel, die man in die Hand bekommen muß, um den Tresor »Genesung« öffnen zu können. Das Geheimnis, um an diesen Schlüssel zu kommen, heißt »Konfrontation«. Nur wer den Mut hat, sich mit dem Tod auseinanderzusetzen, wird auch die Angst vor ihm verlieren. Und er wird künftig so leben, daß

er das Leben nicht als eine permanente Bedrohung empfindet, sondern als eine begrenzte Zeit, die Spaß machen kann, weil man die ganze Fülle der sich einem bietenden Möglichkeiten ausschöpft und nicht ständig die Frage stellt, ob denn das gut für die Gesundheit sei. Wer beispielsweise eine luftige Bootspartie auf einem romantischen Bergsee nur deshalb nicht mitmacht, weil er Angst vor einer Erkältung oder Lungenentzündung hat, der ist bereits tief in einer lebensfeindlichen Angstpsychose. Aber nicht nur das. Er verhindert, daß die »Bio-Chemie« seiner Glücksgefühle an einem Heilungsprozeß arbeiten kann. Manchmal sind es die physiologisch ungesunden Sachen, die vor allem der Seele guttun. Aus diesem Grund habe ich immer in meinen Büchern darauf hingewiesen, daß die Seele kleine Sünden braucht, solange man nicht auf drastische Weise seinem Organismus Schäden zufügt. Damit keine Mißverständnisse aufkommen: Wer beispielsweise ein chronisches Leberleiden hat, muß streng nach der Diät-Vorschrift des Arztes leben. Aber er muß deshalb nicht auf Lebensfreude in der Gruppe verzichten. Das heißt: unter Menschen gehen, ja sogar auf Parties, aber eben keinen Alkohol trinken. Jemand, der Krebs hat, und durch eine gezielte Immundiät seine Abwehr steigern will, sollte nicht vergessen, vielleicht einmal in der Woche das zu essen, was ihm schmeckt. Also statt gesundem Vollkornbrot ein herrlich minderwertiges, knuspriges Baguette. Und statt der Quarkspeise zum Nachtisch eine herrliche Sahnetorte. Wer die Bedürfnisse der Seele nach Lebensfreude unterschätzt, der wird es schwerer haben mit dem Gesundwerden. Das Unterbewußtsein führt ein

»eigenes Leben«. Es ist wie ein unbestechliches »Schöffengericht« in uns. Wenn es zu dem Ergebnis gekommen ist, daß wir aus Angst handeln, dann gibt es diese Informationen an die Rezeptoren unseres Immunsystems weiter. Und dies setzt dann Furcht-Hormone wie Adrenalin frei. Signalisiert es jedoch, daß wir keine Angst haben, sondern lebensfroh sind, wird die Produktion von Endorphinen und Enkaphilen angeregt. Diese Hormone machen sogar die Schmerzrezeptoren in den Nervenzellen unempfindlich. Aus Großbritannien liegen die Ergebnisse eines Versuches mit Frauen vor, denen die Gebärmutter entfernt werden mußte. Der einen Gruppe wurde in der Narkose eine Affirmationskassette wie *Meine Gesundheit wird besser wiederhergestellt als jemals zuvor* vorgespielt und der anderen Gruppe nicht. Die erste Gruppe konnte im Durchschnitt eineinhalb Tage früher die Klinik verlassen, brauchte weniger Schmerzmittel, die Heilung ging besser voran, und die Patientinnen waren fröhlicher und umgänglicher. Um Mißverständnissen vorzubeugen: Wer Lebensfreude und Angstfreiheit auf Kosten anderer Menschen genießt, wird einen Bumerangeffekt erleben. Die Seele eines anderen Menschen zu verletzen zum Zwecke kurzfristiger Lebensfreude wirkt sich zwar im Moment des Genießens positiv auf die Bio-Chemie des Immunsystems aus, erfährt aber einen groben Rückschlag, wenn der Kater kommt – dann, wenn das Unterbewußtsein signalisiert, daß man die Seele eines Menschen verletzt hat. So etwas führt zu Depressionen, Schuldbewußtsein und Masochismus. Man will sich plötzlich nicht mehr verwöhnen, sondern lieber bestrafen – eine Entwicklung, die genau das Gegenteil von dem auslöst, was man eigentlich vorhatte. Ein konkretes Beispiel einer solchen Seelenverletzung kann sein, wenn man aus der Traurigkeit der Einsamkeit heraus den nächstbesten Partner an sich bindet, obwohl man eigentlich weiß, daß dieser Mensch nur ein Wegpartner sein kann. Wäre man gesund, so käme dieser Mensch nie als Partner in Frage.

Man greift sozusagen nach dem Strohhalm, knickt ihn, weil man ihn aus dem Schuldbewußtsein heraus schlecht behandelt, und versinkt mit ihm gemeinsam. Der richtige Weg wäre, in einer Zeit, in der man nicht gesund und attraktiv genug für den Idealpartner sein kann, ganz zu verzichten und die Lebensfreude aus anderen Quellen zu schöpfen. Indem Sie das tun, betreiben Sie auf positive Weise PNI. Sie glauben nämlich daran, daß Ihre Krankheit bald vorübergehen wird und daß Sie schon bald wieder attraktiv genug sein werden, um den Lebenspartner finden zu können, der Ihrem Wunschbild entspricht. Das ist eine der besten Suggestionen, die Sie sich leisten können – und leisten sollten.

Aber kommen wir zurück zum wichtigsten Schlüssel, um nach PNI leben zu können: Die Angst verlieren, nicht mehr gesund zu werden. Die Konfrontation mit der Möglichkeit, tatsächlich zu sterben, ist dieser Schlüssel. Gehen Sie an dieses Thema ganz gelassen heran, so wie ich es auch schon getan habe, als ich von schrecklichen Nierenkoliken gequält wurde. Das erste, was Sie verinnerlichen sollten, ist die Tatsache, daß von allem, was uns widerfahren kann, die Angst das Schlimmste ist. Egal zu welcher Konfession Sie gehören, bitte glauben Sie an einen gütigen Gott und an eine Zeit nach dem Leben, die schön sein wird. Das ist das Wichtigste, um die Angst vor dem Sterben zu verlieren.

Meine Vision vom Sterben stellte sich immer so dar, daß ich bei dem Gedanken daran stets in das leuchtende Blau des Himmels eintauchte und wunderschöne Musik hören konnte.

Ich baute eine regelrechte Lebensfreude-Vision auf, und im Laufe der Zeit wurde mir immer bewußter, daß Sterben nichts mit dem Friedhof zu tun hat, wo ja nur unsere grobstoffliche Hülle begraben liegt. Sterben und Totsein ist genau das Gegenteil davon: Nämlich frei zu werden wie ein Schmetterling, der endlich seine Fesseln abgestreift hat, und tanzend auf einem Sonnenstrahl in das ewige Blau des astralen Kosmos entschwindet. Der feinstoffliche Teil unserer Existenz, nämlich unsere Seele, ist unsterblich, und die kurze Zeit des Erdenweges war eine Erfahrung, die unsere Seele machen wollte. Von vornherein wurde diese Zeit begrenzt, weil die physiologische Zellerneuerungsfähigkeit abnimmt. Warum diese Seele trotz der »Inhaftierung« in dem grobstofflichen Leib noch verweilen möchte, kann sicher damit zusammenhängen, daß sie noch Erfahrungen sammeln will. Eine dieser Erfahrungen ist, mit dem Thema Krankheit fertig zu werden. Und damit verbunden mit einem der wichtigsten Lernprozesse, die das Leben uns bieten kann: Wann halte ich fest, wann lasse ich los? Warum sich die Menschen dieser Zeit so schwer mit dem Sterben tun liegt ganz sicher daran, daß wir uns in der Epoche des Festhaltens befinden.

Wir halten fest an materiellen Gütern, obwohl wir

wissen, daß wir eines Tages alles verlieren werden. Und durch dieses Fehlverhalten verlieren wir bereits die Fähigkeit, zu leben und zu lieben, schon bevor wir den physischen Leib verlassen. Wir halten an Normen fest, obwohl diese lebensfeindlich sind – Beispiel Umweltzerstörung. Und wir halten an Angstbildern fest, obwohl unser Gefühl immer wieder sagt, daß Gott gütig sein muß und daß unser irdischer Aufenthalt schon Prüfung genug ist. Für die, die durchgefallen sind, gibt's keine Hölle, sondern schlimmstenfalls ein Wiedergeborenwerden auf dieser Welt. Grund zur Freude hat der Mensch, wenn er an das ewige Blau des astralen Kosmos denkt. Ich erinnerte mich an meine früheste Kindheit, als ich in diesem herrlichen Blau badete. Und plötzlich war ich mir bewußt, daß ich lebe. Ich nahm zum erstenmal Menschen um mich herum wahr, aber ich wähnte mich schon lange in diesem herrlichen Blau, in dem das Licht heller schien als an einem strahlenden Sommertag. Die Erinnerung daran habe ich nur kurzfristig vergessen, und zwar in jener Zeit, als ich mich auf der Schattenseite des Lebens befand und von der Krankheit des Festhaltens befallen war. Ich wollte erworbenes Geld festhalten und verlor alles. Ich wollte Liebe umklammern und verlor sie. Und ich wollte meine Gesundheit festhalten und wurde krank. Erst als ich in der Lage war, das negative Prinzip des Festhaltens wie eine alte Haut abzustreifen, wurde alles besser: Schritt für Schritt. Und je mehr ich das Prinzip des Loslassens bejahte und anzuwenden verstand, desto erfüllter, erfolgreicher und schöner wurde mein Leben. Meine gesundheitlichen Probleme sind längst kein Thema mehr. Was aber nicht heißen soll, daß ich gewisse präventive Möglichkeiten zum Gesundheitsschutz vernachlässige. Ganz im Gegenteil. Ich trinke jeden Morgen meinen Basen-Drink. Warum? Das möchte ich Ihnen gern im nächsten Kapitel erläutern.

Sauer macht »sauer«.

14. Schritt zum Gesundwerden

Übersäuerung – das große Risiko der giftigen Jahre

Azidose – entdeckt wurde dieses Krankheitsbild schon vor Jahren. Und zwar von Prof. Dr. Lothar Wendt, der Azidose-Forschung betrieb und die Azidose wissenschaftlich belegte. Die Literatur dazu: Gesund werden durch Abbau von Eiweißüberschüssen, Schitzer-Verlag.

Um diese Thematik zu verstehen, muß man wissen, daß die Gesundheit des Menschen vom Gleichgewicht seiner Körpersäfte abhängig ist. Wir haben in uns ein azidisches und ein basisches Milieu. Nimmt das saure Milieu überhand, so schaden wir in beträchtlichem Maße unseren Zellen.

Übersäuert sein ist innere Selbstzersetzung.

Wir schaden damit nicht nur unseren Zellen, sondern wir zersetzen und zerstören sie. Dr. Wendt drückt dies auf sehr drastische Weise aus. So wie der Wald an Übersäuerung stirbt, so stirbt auch der Mensch daran. Jedoch sind die Tannen widerstandsfähiger als der Mensch. Tannen sterben erst bei ph 4-3. Menschliche Zellen können schon bei ph 6 absterben. Gesund ist der Mensch bei einem ph-Wert von 8.

Wie wirkt sich aber das langsame Sterben des übersäuerten Menschen aus? Und vor allem, wodurch
wird es verursacht?

Die Hauptverursacher der Azidose.

Zuviel tierisches Eiweiß
Zu hoher Säuregehalt der Luft
Saurer Regen
Alkohol
Nikotin
Innere Übersäuerung durch seelische Negativ-Zu-
stände
Fleisch/Wurst

Daß Azidose eindeutig aus dem Übermaß kommt, hat
Dr. Wendt wissenschaftlich nachgewiesen. Wir essen
zuviel Fleisch, Eier und Wurst. Das Zuviel an Eiweiß
wird nicht vom Organismus ausgeschieden, sondern
in Form von Schlacken gespeichert. Diese Schlacken
verkleben die Zellmembrane und verhindern den
normalen Vorgang allen Lebens: Versorgen und Ent-
sorgen. Durch die Eiweißschlacke bekommen unsere
Zellen zu wenig Nahrung auf der einen Seite und zu
wenig abfließende Reinigung auf der anderen Seite.
Fazit: Die Zellen werden durch Unterversorgung immunschwach und durch Verschlackung übersäuert.
Durch die damit verbundene Azidose werden die
Menschen in den Industriestaaten auch psychisch
immer instabiler und seelisch immunschwach.
Ebenso wie die Eiweiß-Übernährung als endogener
Faktor muß die Umweltvergiftung als exogen einwir-
kender Faktor genannt werden. Die Luft ist übersäu-

ert, durch CO_2, das Wasser ist übersäuert durch Nitrat, das sich im Darm in karziogen wirkendes Nitrit umwandelt. Die zulässige Höchstgrenze wurde 1986 von der Bundesregierung auf 50 Milligramm festgelegt. In Hohenbrunn bei München wurde diese Höchstgrenze schon erreicht.

Befindlichkeitsstörungen, Krankheiten und Fehlverhalten, die von der Azidose ausgelöst werden.

1. Immunschwäche

Wie schon kurz erklärt, verklebt zuviel Eiweiß die Zwischenhäute (Interstitium) unserer Zellen und verhindert so, daß der Nährstrom fließen kann. Ein Zuviel an Eiweiß hat also das Paradox der Unterversorgung zur Folge.

Und dann passiert genau das, wovor ich Sie warnen möchte: Ein Immunsystem, das schmalbrüstig ist, weil es unter Mangel leidet.

Vitamine spielen eine herausragende Rolle: Ein Mangel an Vitamin A verringert die Anzahl der T-Zellen. Ohne genügend B-Vitamine kann der Organismus die wesentlichen, keimbekämpfenden Antikörper nicht herstellen. Vitamin C hat sich in vielen Untersuchungen als entscheidend wichtig für die Aktivität der Makrophagen erwiesen. Ohne Vitamin C können die Zellesser keine gute Arbeit leisten. Zink ist ein wichtiges Immun-Material, weil es das Gewebe des Lymphsystems und der Thymusdrüse aktiv erhält. Zu wenig Selen kann zu einer Verringerung der Antikörper führen.

Das Immunsystem wird auf der einen Seite durch Unterversorgung geschwächt und auf der anderen Seite

durch eine toxische Überbelastung in den Zellen, weil
ja die Stoffwechsel-Produkte der Zellen nicht abfließen können. Permanente Übersäuerung im Bindegewebe führt zur langsamen Zersetzung und zur Behin-
derung der Zellerneuerung. Der nächste Schritt heißt
Zellwucherung, schlicht und einfach gesagt Krebs.

2. Weniger Energie

Der übersäuerte Mensch hat weniger Ausdauer und
eine geringe Streß-Kompensations-Power. Dies hängt
vor allem damit zusammen, daß die Organzellen des
Herzens einerseits Nahrung für den Erhalt ihrer Substanz brauchen, andererseits müssen die Schlacken
des Energie und Zellstoffwechsels (Kreatinin, Harnsäure) ungehindert abfließen können. Beides ist behindert durch das übersäuerte, verdickte Bindegewebe. Wenn nun beispielsweise die Muskelzellen des
Herzens zu wenig Kontraktionsenergie bekommen,
wird die Leistung beträchtlich reduziert. Eine gesunde Muskelzelle gewinnt sie aus dem Glykogen-
Molekül. Zum Aufbau dieses Moleküls benötigt die
Muskelzelle die Zufuhr von Glukose, Sauerstoff und
Insulin. Aber der Transport dieser Moleküle führt
durch das verdickte Bindegewebe, das den Weiter-
fluß behindert. So mangelt es der Muskelzelle an
Nahrung und an Treibstoff. Die Folge ist eine Schwä-
chung der Herzkontraktionen. In Verbindung mit
Streß und Negativ-Erlebnissen kann dies zum Herz-
infarkt führen.

3. Kopfschmerzen

Der übersäuerte Mensch hat meistens schon am Morgen leichte Kopfschmerzen, und fährt deshalb schon

mit einer gewissen Aggressivität ins Büro. Dies hängt damit zusammen, daß der hohe Säure-Grad des Interstitium (Bindegewebe) ein idealer Wirt für bakteriologische Herde darstellt. Besonders der Stirn- und Nebenhöhlen-Bereich, als Eingangspforte für Atemluft und Umwelttoxine, ist konditioniert für bakteriologisch bedingte Entzündungs-Pathogenese.

4. Unruhe

Der übersäuerte Mensch ist eher überaktiv als kontemplativ. Typisches Anzeichen einer Übersäuerung ist das schnelle Atmen, wenn der Körper im Ruhezustand ist. Dadurch wird verstärkt Kohlensäure abgearbeitet. Dies wiederum bewirkt eine gewisse latente Unruhe, die dem Verhalten etwas typisch Reaktives verleiht. Der azidische Mensch ruht nicht in sich, sondern ist von einer manischen Unruhe geprägt, die keine gute Voraussetzung bietet, um Coolness zu bewahren. Auf dem Boden der Übersäuerung wachsen die vorschnellen Fehlentscheidungen. Ein beträchtliches Risiko sowohl für den Manager als auch für das Unternehmen. Das Schlimme ist, daß heutzutage immer mehr Menschen unter diesen Symptomen zu leiden haben.

5. Vegetative Azidose

Die vegetative Azidose führt dazu, daß der Mensch immer weniger entstressen kann. Vegetative Azidose ist eine Schwäche des vegetativen Nervensystems, in Ruhepausen umzuschalten: Und zwar von der Domäne des Sympathikus auf den Parasympathikus, den Dämpfer von Streß und Hochdruck. In ganz extremen Fällen gelingt es dem Menschen nicht mal mit

Hilfe von autogenem Training oder anderen Entspannungstechniken zur Reduktion seiner Motorik zu kommen. Warum ist nun die vegetative Azidose ganz im Gegenteil zur vegetativen Dystonie so schwer mit Entspannungstechniken zu lindern oder gar zu heilen? Dies wird klar, wenn man sich folgendes vor Augen führt: Durch die permanente Übersäuerung des gesamten Organismus wird ein regelrechter Teufelskreis ausgelöst. Eine übersäuerte Schilddrüse ist Ursache für eine permanente Überaktivität. Dies wirkt sich unter anderem belastend auf das Herz aus. Das Herz wird aber zusätzlich noch geschwächt, weil eine Übersäuerung des Blutes zur Verknappung des Sauerstoff-Angebotes führt. Saures Blut ist dickflüssig und weniger fließfähig. Das Herz muß mehr pumpen, um eine Minimum-Versorgung an Sauerstoff gewährleisten zu können.

6. Nierenkrankheiten

Auch das Stoffwechselorgan Niere ist von der Übersäuerung betroffen. Bei einem Harnsäure-Wert von ph 5 ist das Risiko des Nierensteines gewaltig hoch. Einer der Hauptverursacher ist das tierische Eiweiß, weil es hohe Anteile an Purinen (Harnsäure) in sich birgt. Davon abgesehen, daß die typische Nierenkolik sehr schmerzhaft ist, ist dieser steinige Weg belastend für den ganzen Organismus.

21-Tage-Programm, um der Übersäuerung entgegenzuwirken

1. Tag

Reinigung durch Wasser

Gleich nach dem Aufstehen:

2 Glas Mineralwasser mit je 1 TL Ascorbinsäure (Antioxydantium) und Basica (Mineralstoffe).
Heiße und kalte Wassergüsse.

Frühstück:

Müsli mit Birnensaft und energiespendenden Haselnüssen.
Malventee mit Zitrone.
1 Banane.

Mittag:

Nach Lust und Laune. Aber dazu Mineralwasser statt Alkohol.

Abend:

Misosuppe aus dem Naturkostladen (senkt den Cholesterinspiegel). Verfeinern mit Knoblauch, Zwiebel, Essig und Thymian.
1 Scheibe Vollkornbrot.

Anschließend das Auslaugebad nach Dr. Rauch.

2. Tag

Entgiften durch Enzyme (und Fettverbrennen)

Gleich nach dem Aufstehen:

1 Glas Ananas-Saft trinken mit 1 TL Basica (Apotheke, Reformhaus).

Frühstück:

Müsli mit frischen Erdbeeren oder Weintrauben.
2 Glas Papaya-Granulat von getrockneten, grünen Papayas aus Hawaii (Apotheke).
Hat die krebshemmende Substanz Leatrille.

Mittag:

Hühnchen süß-sauer mit Ananas und Reis.

Abend:

Obstsalat aus Erdbeeren, Kiwi, Ananas (Enzyme) und Nüssen. Mit Zitrone und Honig verfeinern.

3. Tag

Entwässern durch Kalium und Aparginsäure

Gleich nach dem Aufstehen:

1 Glas Mineralwasser mit Spargelsud oder 3 Spargeltabletten (Reformhaus).
Kirschsaft mit Basica.

Frühstück:

Nach Lust und Laune.

Mittag:

Kein Fleisch, sondern Naturreis (Kalium) mit Sellerie
und Sojasauce.
Kein Alkohol, sondern Mineralwasser.

Abend:

Spargel mit Butter, oder süß-sauerer Spargelsalat.
Dazu ein Glas trockenen Wein.

4. Tag

Entschlacken durch Stoffwechsel-Dynamisierung

Gleich nach dem Aufstehen:

1 Glas Mineralwasser mit je 1 TL Ascorbinsäure und
1 TL Basica (Reformhaus).
Der Basen-Drink.

Frühstück:

Nach Lust und Laune.
Nach dem Frühstück ein Glas Sauerkrautsaft.

Mittag:

Kartoffelpüree mit Ananas-Sauerkraut.
Kein Fleisch.
2 Glas Mineralwasser.

Abend:

Gemüsesuppe mit Peperoni und Nudeln.
2 Glas Mineralwasser.

5. Tag

Entgiften von Leber und Niere

Gleich nach dem Aufstehen:

1/2 Glas Artischocken-Saft (Reformhaus).

Frühstück:

Nach Lust und Laune, aber kein Eiweiß (keine Milch, Eier, Speck).
1/2 Glas Löwenzahnsaft (Apotheke).

Mittag:

Wellness-Power-Reis mit Gemüse.
2 Glas Mineralwasser.

Abend:

Sellerie-Salat, Mungo-Sprossen mit Zitrone, Öl und Knoblauch, 1 Scheibe Buttertoast.
1 alkoholfreies Weißbier.

6. Tag

Fasten mit Kräutertee

Gleich nach dem Aufstehen:

2 Glas Mineralwasser mit je 1 TL Ascorbinsäure.

Frühstück:

1 Tasse Bärlapptee (für die Leber).
1 Scheibe Vollkornbrot trocken.

Mittag:

1 Banane.
3 Tassen Blutreinigungs-Tee (Salbei-Tee).
1 Glas Mineralwasser.

Abend:

Feldsalat mit Zitrone, Knoblauch, Öl, Pfeffer, Soja-sauce.
3 Tassen Löwenzahn-Tee (Galle- und Leberentgif-tung).

Anschließend Vollbad mit Kalmuszusatz (zur tiefen Reinigung der Poren).

7. Tag

Entsäuerung der Körpersäfte durch Basen

Gleich nach dem Aufstehen:

1 Glas Mineralwasser mit 1 TL Basica, basischen Mineralstoffen (Reformhaus) und 1 TL Ascorbinsäure.

Frühstück:

1 Glas Weizengras-Saft zur Neutralisation von Schwermetallen.
Malventee, 2 Vollkorntoast mit Schnittlauchquark, 1 Kiwi.

Mittag:

Spaghetti mit frischer Tomatensauce und Feldsalat.
2 Glas Mineralwasser.

Abend:

Großer Obstsalat (Birnen, Äpfel, Bananen, Kiwi, Orangen) mit Zitrone, Honig und Nüssen.

8. Tag

Reinigung durch Wasser

Gleich nach dem Aufstehen:

2 Glas Mineralwasser mit ausgepreßten Limonen.
2 Minuten Wassertreten in der Badewanne (kaltes Wasser bis zu den Waden).

Frühstück:

Nach Lust und Laune.

Mittag:

Nach Lust und Laune. Kein Fleisch, kein Alkohol, aber 2 Glas Mineralwasser.

Abend:

Mozzarella mit Tomaten und Basilikum.
Anschließend das Auslaugebad nach Dr. Rauch.

9. Tag

Entgiften durch Enzyme (und Fettverbrennen)

Gleich nach dem Aufstehen:

1 Glas Mineralwasser mit 3 Spargeltabletten (Reformhaus).

Frühstück:

Frische Ananas zum Frühstück.

Mittag:

Nach Lust und Laune.
Zum Nachtisch frische Erdbeeren.

Abend:

Obstsalat aus Erdbeeren, Kiwi, Trauben, Birnen und Nüssen, mit Zitrone und Honig verfeinern.

10. Tag

Entwässern durch Kalium

Gleich nach dem Aufstehen:

2 Glas Mineralwasser mit Ascorbinsäure (je 1 TL) und Basica (Reformhaus, Apotheke).

Frühstück:

Nach Lust und Laune.

Mittag:

Wellness-Mandarin-Reis (Naturreis mit viel Kalium) und Gemüse.

Abend:

Nach Lust und Laune.

11. Tag

Entschlacken durch Stoffwechsel-Dynamisierung

Gleich nach dem Aufstehen:

2 Glas Mineralwasser mit je 1 TL Ascorbinsäure und Basica.

Frühstück:

Vollkornbrot mit Pflaumenmus.
Milch und ein Ei.

Mittag:

Spätzle mit Sauerkraut. Kein Fleisch.
2 Glas Mineralwasser.

Abend:

Avocado mit Zitrone.
1 Scheibe Vollkornbrot mit Butter.
1 Glas trockener, naturreiner Wein (Naturkostladen).

12. Tag

Entgiften für Leber und Niere

Gleich nach dem Aufstehen:

1 Glas Weizengras-Saft (Reformhaus).
Entgiftung von Schwermetallen.
1 Glas Saft mit Basica.

Frühstück:

Nach Lust und Laune, aber kein Eiweiß (keine Milch,
Eier, Speck).
2 Tassen Löwenzahn-Tee (Entgiftung der Leber).

Mittag:

Wellness-Power-Reis mit Gemüse.
2 Glas Mineralwasser.

Abend:

Sellerie-Salat, Mungo-Sprossen mit Zitrone, Öl und
Knoblauch.
1 Scheibe Vollkornbrot.
Dazu alkoholfreies Weizenbier.

13. Tag

Fasten mit Kräutertee

Gleich nach dem Aufstehen:

2 Glas Mineralwasser mit je 1 TL Ascorbinsäure.

Frühstück:

1 Tasse Bärlapptee (für die Leber).
1 Scheibe Vollkornbrot.

Mittag:

1 Banane.
3 Tassen Blutreinigungs-Tee (Salbei-Tee).
1 Glas Mineralwasser.

Abend:

Rettich- und Radieschen-Salat, kleingeschnitten und mit Zitrone angemacht.
1 Tasse Löwenzahn-Tee.

Anschließend Vollbad mit Kalmuszusatz (zur tiefen Reinigung der Poren).

14. Tag

Entsäuerung der Körpersäfte durch Basen

Gleich nach dem Aufstehen:

2 Glas Mineralwasser mit 1 TL Basica, basischen Mineralstoffen (Apotheke).

Frühstück:

1 Glas Weizengras-Saft zur Neutralisation der Schwermetalle.
Vollkorntoast mit Butter und Frischkäse, 1 Kiwi.

Mittag:

Putenschnitzel mit Kartoffeln und gedünsteten Möhren.

Abend:

Großer Obstsalat mit Zitrone, Honig und Nüssen.

15. Tag

Reinigung durch Wasser

Gleich nach dem Aufstehen:

2 Glas Mineralwasser mit je einem TL Ascorbinsäure (Antioxydantium).
2 Minuten Wassertreten in der Badewanne (kaltes Wasser bis zu den Waden).

Frühstück:

Frischkornbrei aus Gerste/Hirse.
1/2 Stunde kochen, dann 5 Minuten quellen lassen.
Dazugeben: Banane, Apfel, Nüsse, Honig und Milch, die nicht pasteurisiert ist.
Malventee mit Zitrone.

Mittag:

Nach Lust und Laune, aber kein Alkohol.

Abend:

Gemüsesuppe mit Nudeln, Tomate und Sahne.

Auslaugebad nach Dr. Rauch.

16. Tag

Entgiftung durch Enzyme (und Fett verbrennen)

Gleich nach dem Aufstehen:

1 Glas Traubensaft mit Basica.
1 Glas Mineralwasser mit Ascorbinsäure.

Frühstück:

Müsli mit Erdbeeren (Trauben) und verdünnter Joghurt (rechtsgedrehte Milchsäure).
2 Glas Papaya-Granulat (Enzyme).

Mittag:

Pfannkuchen mit Ananaskompott.

Abend:

Obstsalat aus Erdbeeren, Kiwi, Ananas und Nüssen.
Mit Zitrone und Honig.

17. Tag

Entwässerung durch Kalium und Aparginsäure

Gleich nach dem Aufstehen:

1 Glas Mineralwasser mit Spargelsud oder 3 Spargeltabletten.

Frühstück:

Nach Lust und Laune.

Mittag:

Kein Fleisch, sondern Naturreis (Kalium) mit Rosen-
kohl und Sojasauce. Verfeinern mit Crème fraîche.
Kein Alkohol, sondern Mineralwasser.

Abend:

Spargel mit Butter oder Spargelsalat, dazu ein Glas
trockenen Wein.

18. Tag

Entschlacken durch Stoffwechsel-Dynamisierung

Gleich nach dem Aufstehen:

2 Glas Mineralwasser mit je 1 TL Ascorbinsäure.

Frühstück:

Nach Lust und Laune.
Nach dem Frühstück ein Glas Sauerkrautsaft trinken.

Mittag:

Rohe Kartoffelklöße mit Ananas-Sauerkraut und
Sauce aus einem Gemüsefond, mit Sojasauce und
Knoblauch.
Kein Fleisch.
2 Glas Mineralwasser.

Abend:

Gemüsesuppe mit Peperoni und Nudeln.
2 Glas Mineralwasser.

19. Tag

Entgiftung für Leber und Niere

Gleich nach dem Aufstehen:

1 Glas Artischocken-Saft.
1 Glas Mineralwasser mit Basica.

Frühstück:

Nach Lust und Laune, aber kein Eiweiß (keine Milch,
Ei, Speck).
1 Glas Löwenzahnsaft (Apotheke).

Mittag:

Wellness-Power-Reis mit Gemüse.
2 Glas Mineralwasser.

Abend:

Radieschen-Salat mit Zitrone und Öl.
Dazu eine Scheibe Vollkornbrot mit Butter.
1 alkoholfreies Weizenbier.

20. Tag

Fasten mit Kräutertee

Gleich nach dem Aufstehen:

2 Glas Mineralwasser mit je 1 TL Ascorbinsäure.

Frühstück:

1 Tasse Bärlapptee (für die Leber).
1 Scheibe Vollkornbrot trocken.

Mittag:

1 Banane.
3 Tassen Blutreinigungs-Tee (Salbei-Tee).
1 Glas Mineralwasser.

Abend:

Feldsalat mit Zitrone, Knoblauch, Öl, Pfeffer, Soja-sauce.
1 Tasse Löwenzahn-Tee (Galle- und Leberentgiftung).

Anschließend Vollbad mit Kalmuszusatz (zur tiefen Reinigung der Poren).

21. Tag

Entsäuerung der Körpersäfte durch Basen

Gleich nach dem Aufstehen:

1 Glas Mineralwasser mit 1 TL basischen Mineralstoffen (Basica).

Frühstück:

1 Glas Weizengras-Saft zur Neutralisation von
Schwermetallen.
Apfeltee, Vollkornbrot mit Pflaumenmus.
1 Banane.

Mittag:

Überbackener Blumenkohl mit Röstkartoffeln.
2 Glas Mineralwasser.

Abend:

Quark-Omelett mit Kirschen-Füllung.
1 Glas Apfelsaft-Wasser-Mix.

Nur wer sich selbst liebt,
kann auch andere lieben.

---

15. Schritt zum Gesundwerden

Sie haben jetzt die Pflicht, egoistisch zu sein

Was Sie im Moment wirklich nicht brauchen können,
sind zusätzliche seelische Belastungen. Egal wie
dringend oder wie gravierend Ihnen Ihre Sorgen erscheinen mögen, Sie sollten aufhören sich Gedanken
zu machen. Gehen Sie gelassen an die Bewältigung
oder an die Vertagung dieser Probleme heran. Sie
sollten sich diesen Satz einprägen: *Nichts ist so wichtig, daß es über die Gesundheit gestellt werden darf.*
Denn Sie wissen jetzt, daß Ihre negativen Gefühle
eine ebenso gravierende Auswirkung auf die Bio-
Chemie haben, wie positive Gefühle. Gezielte Psycho-
Neuro-Immunologie kann nur wirken, wenn Sie nicht
gegenarbeiten, durch Sorgen, die Sie belasten. Denken Sie jetzt bitte nicht, daß ich gut reden hätte, weil
ich nicht wüßte, was Sorgen sind. Auch da hat mich
das Schicksal in die Schule des Lebens geschickt. In
den ersten drei Jahren, als ich die Wellness-Bewegung aufbaute und wieder gut bei Gesundheit war,
mußte ich mit einem Berg von finanziellen Sorgen leben. Ich habe nicht den Fehler gemacht, daß ich wie
das Kaninchen die Schlange ängstlich anstarrte und
darauf wartete, bis sie mich verschlingt. Ich bin im-

mer gelassen geblieben, weil ich mir selbst nichts vorwerfen konnte. Daß andere so ungeduldig waren und nicht darauf warten konnten, bis ich liquide war, konnte nicht mir angelastet werden. Mein Unterbewußtsein hat mich darin voll unterstützt, und ich habe seelenruhig meine Bücher geschrieben und ohne Angst und Hast eine Bewegung aufgebaut.

Ohne diese innere Einstellung hätte ich nie einen Geschäftspartner gefunden. Das Mißtrauen schlägt einem voll entgegen, wenn bemerkt wird, daß es einem nicht so rosig geht. Abgesehen von ein paar rühmlichen Ausnahmen verhalten sich alle Menschen gleich. Wer nach Erfolg aussieht, hat auch Erfolg, und der ist auch ein guter Partner. Kein Wunder, daß so viele Leute auf unethische Roßtäuscher hereinfallen und daß substanziell wertvolle Menschen brachliegen, bloß weil sie sich nicht verkaufen können. Für Sie jedenfalls gilt es, absolute Bierruhe an den Tag zu legen. Und nicht nur das – drehen Sie den Spieß einfach um. Sagen Sie denen, die das Attackieren nicht lassen können, daß Sie im Moment krank sind und sich deshalb nur auf Ihre Genesung konzentrieren können. Damit kann man selbst hartgesottene Vermieter ein bißchen geduldiger machen. Für den Fall, daß Ihre Gläubiger überhaupt keine Ruhe geben und Ihnen ständig durch den Gerichtsvollzieher auf den Nerv gehen, sollten Sie damit drohen, den »Finger zu heben«. Da weiß dann jeder, daß für die nächsten drei Jahre nichts zu holen ist. Eine »eidesstattliche Versicherung«, früher Offenbarungseid, ist halb so schlimm, wie es sich anhört. Sie müssen eben nur an Eides statt versichern, daß Sie kein Geld haben, was ja auch der Fall ist. Bleiben Sie in dieser Übergangszeit bei der Bank, die einigermaßen menschlich ist und Sie gut kennt. Vergessen Sie vorübergehend das Thema Kreditkarten, und vermeiden Sie es auf jeden Fall, weitere Schulden zu machen. Denn wer eine E.V. geleistet hat und erneut Schuldner wird, macht sich strafbar. Ansonsten kann man mit der E.V. bestens leben. Sie können dadurch für drei Jahre Ihre Schulden an den Nagel hängen. Erst wenn Sie wieder ganz gesund sind, sollten Sie sie hervorholen. Banken und Gläubiger sind meistens nach drei Jahren so mürbe, daß Sie gern einen Vergleich mit Ihnen schließen. Mit 6o Prozent des Schuldenbetrags machen Sie Ihnen noch eine große Freude. Sollten Sie natürlich zum großen Geld kommen, dann ist es ein Gebot der Fairneß, die volle Verpflichtung zu begleichen.

Sind das gar nicht Ihre Sorgen? Haben Sie ein Partnerschaftsproblem, das im Moment so verwickelt scheint wie ein gordischer Knoten? Dazu möchte ich Ihnen folgendes zu bedenken geben. Sie haben im Moment nicht die Kraft, eine kontinuierliche Disharmonie auszuhalten – ganz im Gegenteil. Dazu fällt mir folgende Begegnung mit einem Taxifahrer ein. Während der Fahrt bemerkte ich, daß auf der Konsole seines Wagens ein Arzneimittel gegen hohen Cholesterinspiegel lag. Ich fragte ihn nach seinen Ernährungsgewohnheiten und fand erstaunlicherweise heraus, daß dieser Mann sich aufgrund einer Empfehlung des Arztes bereits seit zwei Jahren vorbildlich ernährte.

Als ich ihn fragte, ob er private Probleme hätte, kniff er seine Lippen zusammen. Nach einer kurzen Pause begann er, mir von seiner Frau zu erzählen, die ihn seit Jahren schon lieblos behandelte. Wenn er nur eine Viertelstunde später nach Hause kam, ließ die Frau das Essen kalt werden. Oder sie hatte noch gar nicht mit dem Kochen begonnen. Aus der Not heraus wurde er zum Feierabendkoch. Aber er litt vor allem unter dieser Lieblosigkeit seiner Frau. Ich habe Menschenkenntnis genug, um sofort erkennen zu können, ob dieser Mann nur Schuldverteilung übte oder ob er der schwächere und der positivere von beiden ist. Letzteres war ganz sicher der Fall. Ich klärte ihn auf, daß sein hoher Cholesterinwert durch den privaten Streß kommen würde, den er mit seiner Frau hat. Sein Kommentar: »Ich bin zwar kein Psychologe und Mediziner, aber ich fühle, daß Sie recht haben. Und jetzt muß ich Ihnen noch etwas sagen: Ich weiß schon lange, daß meine Frau mich nicht mehr liebt. Ich war immer nur zu feige und zu bequem, diesen deprimierenden Zustand zu beenden.«

Ich sagte ihm, daß er jetzt selbst den Schlüssel zur Lösung seines gesundheitlichen Problems gefunden habe. Und ich bestärkte ihn darin, rasch aktiv zu werden und am besten zuerst eine Trennung auf Probe durchzuführen. Jeder Mensch hat eine zweite Chance verdient. Oft begreift man erst den Wert des Partners, wenn man dabei ist, ihn zu verlieren. Wichtig ist auf jeden Fall, die Dinge in Bewegung zu bringen. Sollte in Ihrer Beziehung alles blockiert sein, dann hilft nur eine lange Erholungspause vom Partner.

Suchen Sie sich eine eigene Wohnung, und verlassen Sie das Konflikt-Terrain. Möglicherweise hat diese Belastung den Ausschlag dafür gegeben, daß Sie krank geworden sind. Jetzt muß die Ursache gestoppt werden, sonst ist kein Heilungsprozeß möglich.

Seien Sie jetzt so egoistisch wie noch nie in Ihrem Leben, und tun Sie all das, was Sie sich bisher nie getraut haben. Jetzt geht es ausschließlich nur um Ihre Gesundheit und um sonst gar nichts. Es muß Sie kaltlassen, ob Ihr Ehe- oder Liebespartner am Boden zerstört ist, weil Sie ausziehen. Es muß Sie kaltlassen, ob er sich die Augen ausweint und den Himmel auf Erden verspricht. Sie können sich keine zusätzliche Konfliktstunde mehr leisten und müssen um Ihrer Genesung willen gut zu sich sein. Dieser vermeintliche Egoismus kommt letztendlich auch Ihrem Partner zugute, weil Sie dann schneller wieder gesund sind und die Kraft haben, mit ihm gemeinsam einen neuen Weg zu finden oder eine Trennung in Freundschaft zu erreichen.

Literaturverzeichnis

Interview mit Carl Simonton/USA, in:
»Natur und Heilen«,5/91

Judith Jackson »Aroma Therapie«

Stern »Schutzschild Seele«

Elisabeth Schröppel »Weg zum gesunden Leben«

Franz Lautenschläger »Gesund durch
die giftigen Jahre«

Franz Lautenschläger »Das zweite Leben ab 40«

Franz Lautenschläger »Wellness-Diät«